渡邉純一 埼玉医科大学総合医療センター血液内科

内科救急
ただいま診断中！

CLINICAL DIAGNOSIS IN MEDICAL EMERGENCY

中外医学社

― 推薦文 ―

　この度，渡邉純一先生の3冊目の著書である『内科救急　ただいま診断中！ mini』が上梓されました．本書は，「内科救急」と銘打っていますが，日常診療でよく遭遇する症状を中心に，その鑑別の具体的な方法と，まずなすべき処置について書かれた「内科診断学」の実践書と言えます．

　「診断学」は診療の基本です．ある症候や検査値異常に遭遇した際に，鑑別疾患が思いつけばつくほど，当然ですが診断の精度は上昇します．正確な診断なくして，適切な診療はあり得ません．私が学生だった1970年代にはある高名な先生が書かれた「内科診断学」という定番の教科書がありました．今と違って，インターネットなどない当時は教科書から知識を得るしかないので，みんなこの教科書を用いて勉強しておりました．しかし，この定番教科書は1つの症候について，たくさんの表や文章の羅列により記載されており，重要なポイントがどこにあるかもわかりづらく，膨大な量の情報に四苦八苦した記憶があります．しかるに，渡邉先生による本書は自身の自衛隊医官としての駐屯地やさまざまな場面での豊富な臨床経験と疫学，統計学を駆使して1つの症候を診たときに鑑別すべき疾患を極めて簡潔に，かつ論理的に重要なものから記載してあります．さらに，項目の最後には，フローチャートによるまとめもついているので，知識の整理にも役立つように工夫されています．また，一般診療で大切なことはいわゆる「common diseases」をしっかりと診断し，治療できることとする渡邉先生の信念に基づいて基本的な疾患の具体的な治療が明快に記載されています．そして，専門的な疾患はいかに早く見切りをつけて専門医を紹介するかの判断も記載されています．

　外来や病棟でBSLの学生や研修医の先生方と接していると，各論としての疾患はよく知っていても，系統立てて診断することが最近の若手は苦手かなと感じることが間々あります．患者さんを目の前にした時，私たちは自分の知識を総動員し，横断的に事象を捉える必要があります．本書は，自分が必要とする項目をどこから読んでもスムーズに内容が頭に入るように工夫されているので極めて実践的な診断学のテキストと言えます．純一先生のこだわりが詰まった本書が，若き研修医のみならず，僻地医療に携わっている医師やナースプラクティショナーの方々など広く日常診療に携わる医療者を対象にしていることを考えると，時間に制限がある中に効率よく正しい知識を学習する

のに最適の「内科診断学」のテキストとして推薦したいと思います．

2019 年 3 月

埼玉医科大学総合医療センター血液内科・教授／診療部長

木崎　昌弘

― 緒　言 ―

　埼玉医大総合医療センター血液内科の渡邉です．私は今までに 2 冊の本を執筆させていただく機会を得ました．おかげさまで好評をいただき，多くの先生や医学生のお役に立てていることを嬉しく思っております．

　この度 3 冊目の本の執筆の依頼がありました．今回は血液内科医としてではなく，問診と診察で多くの疾患を判断する機会があった自衛隊医官の経験を生かした本を書かせていただいております．

　多くの診断学の本で「問診と診察で診断の 70％は決まる」と言います．問診と診察の重要性を自覚し，そのスキルを磨くことを考えたのは医学生時代に『The History and Physical Examination Casebook』という本に出会った時でした．特に問診と疫学の重要性を認識し，その知識を高めたいと思いました．患者さんの訴えと状況を判断すれば，重要な疾患の確率がどの程度かは推測できます．一般の病院では診断確率を高めるために検査を行うわけです．しかし，自衛隊の救護支援や災害派遣での巡回診療などの現場では，自衛隊医官は検査が行えないために「診断的治療」を行うか「検査や治療などのさらなる対応ができる病院に送るか」を判断することが必要になります．

　これは研修医の先生だけでなく，僻地医療に行くことになる先生やナースプラクティショナー（NP）などの方々は必要になると思います．初期研修医の先生はもちろんですが，後期研修医の先生は上級医に報告する際にどこまで自分の判断で行うか決めることが必要です．また，将来 NP が医師の代わりに，ある程度の診断や対応をするとすれば，どこまでを自分の判断で行い，どこから医師に依頼するのか．僻地医療ではどこまでをこの診療所で行い，どこから後方の病院に依頼するのか．この判断が適切であればあるほど，患者さんもその診療を行う医師や NP も，後方の病院の医療従事者も幸せになります．

　私はそのポイントは 3 つだと考えます．**患者さんが何となく重篤であるということがわかる経験が 1 つ目**です．経験はすぐには身につかないと思いますが，見た目の重篤感やバイタルサインの異常，その他の知識を駆使して適切に病院へ搬送する．「何かが変だ」と感じる経験，直感も一つのポイントだと思います．この経験の共有は「ケースブック」などが役に立つと思いますが，この本では扱いませ

ん．ケースブックは医療現場で使うには合わないからです．教科書は本質的に「知識・経験が足りない人がベースにする手順書」です．また，ベテラン医療従事者が「見落としを避ける確認書」になります．この本は1つの手順書として作り上げたいと考えています．

2つ目は正しい診断です．当たり前と言われるかもしれませんが，検査ができない場合は「正しい診断」まではたどり着きません．「重篤な疾患の可能性が高いから救急の病院へ搬送する」なら良いのですが，「可能性が0ではないので搬送する」のであれば，そこに医師がいる必要はないです．ワンステップ入ることで，搬送が遅れるだけ無駄です．ですので，一定レベルの判断基準がある医師やNPが僻地医療や在宅などの環境にいる必要があります．「胸部の締め付けられるような痛みが，労作時に誘発され，それは安静で消失する」ことが60歳代の男性に起きれば，90%以上の確率で冠動脈疾患があるとされています．この疫学データはアメリカのものですので，今の日本に当てはめることはできませんが，参考として「冠動脈疾患の可能性が高い」と判断してカテーテル検査ができる病院へ紹介するのは正しいと思います．一方，「胸部の締め付けられるような痛みが，時々起きます．誘発因子や改善因子はよくわかりません」という30歳代の男性では5%の可能性とされています．私は患者さんが訴える症状から「正しい疾患の可能性（どの程度確からしいか）」を考えられ，適切な対応をする助けになる本は僻地医療に関わる医師やNPの役に立つと考えました．このポイントを抑えるために，必要な疫学データとフローチャートを作ることが，医療現場では使いやすいのではないかと考えました．

3つ目の因子は「common disease」をどこまで自分の施設で行い，どうなったら専門家のいる施設である程度診てもらうかという判断だと思います．ベテランの医師の方々は，そういった基準をもっていると思います．全ての疾患を一人で診療するのは不可能です．自分たちができる範囲を限定してこそ，その中で自由に診療が行えると考えます．「正しい診断」と「一定の基準」があれば，全診療科の医師がその範囲内で，適切な対応ができると考えています．私は自分の基準が正しいかはわかりませんが，ガイドラインなどを参考にしながら，1つの基準を示せればと考えております．

私が自衛隊医官として経験した様々なことが，初期・後期研修医の先生だけでなく，僻地医療に携わる医師やNPの方々のお役に立てればと思っております．今後ともよろしくお願いいたします．

2019年3月

埼玉医科大学総合医療センター血液内科　渡邉　純一

目 次

序章　内科救急に立つ前に

1　ベイズの定理と診断学の話 ………………………………… 2

2　内科救急の原則 ……………………………………………… 8

Part 1　症候編

1　発熱 …………………………………………………………… 14

　　初動対応 ………………………………………………………… 14

　　他症状と細菌・ウイルス感染の鑑別 ………………… 15

　　症状が発熱のみの場合 ……………………………………… 17

　　発熱＋1領域の症状の場合 ……………………………… 17

　　発熱＋上気道症状 …………………………………………… 17

　　発熱＋下気道の感染 ………………………………………… 21

　　発熱のまとめ ……………………………………………… 24

　　発熱性疾患の頻度 …………………………………………… 24

2　めまい ………………………………………………………… 28

　　回転性と非回転性 …………………………………………… 28

　　中枢症状の有無 ……………………………………………… 28

　　めまいの持続時間 …………………………………………… 28

　　めまいのまとめ …………………………………………… 31

3　失神 …………………………………………………………… 34

　　失神の定義 …………………………………………………… 34

　　意識障害の鑑別 ……………………………………………… 35

　　心原性失神 …………………………………………………… 36

目次 ● i

| | 非心原性失神 | 38 |
| | **失神のまとめ** | 40 |

4　盗汗 ⋯⋯⋯⋯⋯⋯⋯⋯⋯⋯⋯⋯⋯⋯⋯⋯⋯⋯⋯⋯ 43
| | **盗汗のまとめ** | 44 |

5　咳（特に慢性咳嗽） ⋯⋯⋯⋯⋯⋯⋯⋯⋯⋯⋯⋯⋯⋯ 48
	急性咳嗽	48
	慢性咳嗽	48
	GERD（胃食道逆流症）	49
	咳喘息	50
	COPD（慢性閉塞性肺疾患）	50
	咳のまとめ	51

6　呼吸困難 ⋯⋯⋯⋯⋯⋯⋯⋯⋯⋯⋯⋯⋯⋯⋯⋯⋯⋯⋯ 54
	救急外来の特徴	54
	原因疾患の鑑別	54
	急性の場合	55
	慢性の場合	56
	呼吸困難のまとめ	60

7　浮腫 ⋯⋯⋯⋯⋯⋯⋯⋯⋯⋯⋯⋯⋯⋯⋯⋯⋯⋯⋯⋯⋯ 63
	片側性浮腫	63
	両側性浮腫	65
	浮腫のまとめ	67

8　頭痛 ⋯⋯⋯⋯⋯⋯⋯⋯⋯⋯⋯⋯⋯⋯⋯⋯⋯⋯⋯⋯⋯ 70
	一次性頭痛	70
	二次性頭痛	73
	頭痛のまとめ	78

9　動悸 ⋯⋯⋯⋯⋯⋯⋯⋯⋯⋯⋯⋯⋯⋯⋯⋯⋯⋯⋯⋯⋯ 81
| | 不整脈の有無 | 81 |

動悸のまとめ …………………………………… 83

10 **胸痛** ………………………………………………… 86
   心血管系・呼吸器系の胸痛 …………………………… 86
   他の胸痛 …………………………………………… 89
   胸痛のまとめ …………………………………… 90

11 **腹痛** ………………………………………………… 93
   問診事項 …………………………………………… 93
   急性虫垂炎 ………………………………………… 95
   消化管穿孔 ………………………………………… 96
   腸閉塞 ……………………………………………… 97
   急性胆嚢炎 ………………………………………… 98
   血管疾患 …………………………………………… 98
   消化管出血 ………………………………………… 98
   腹痛のまとめ …………………………………… 100

12 **悪心・嘔吐** ………………………………………… 105
   悪心・嘔吐のまとめ …………………………… 109

13 **下痢** ………………………………………………… 112
   急性下痢 …………………………………………… 112
   慢性下痢 …………………………………………… 113
   下痢のまとめ …………………………………… 116
   急性下痢の鑑別 …………………………………… 116
   慢性下痢の鑑別 …………………………………… 117

14 **便秘** ………………………………………………… 120
   便秘のまとめ …………………………………… 122
   便秘の頻度 ………………………………………… 122
   慢性便秘の定義 …………………………………… 123

15 皮疹・瘙痒感 125

皮疹の鑑別......125

瘙痒感の鑑別......125

SjS（Stevens-Johnson syndrome）・TEN（中毒性表皮壊死症）......125

DIHS（薬剤性過敏性症候群）......126

皮疹・瘙痒感のまとめ 128

皮疹......128

膨疹・瘙痒感......130

16 関節痛・関節炎 133

急性関節炎......133

慢性関節炎......135

関節痛・関節炎のまとめ 136

17 腰痛 138

腰痛のまとめ 140

18 疲労感・倦怠感 143

精神的疾患と疲労......144

精神的疾患がない場合......147

疲労感・倦怠感のまとめ 149

19 認知症 152

認知症（物忘れ）のまとめ 157

20 不眠 160

不眠のまとめ 161

不眠症......161

Part 2 疾患編

1	風邪症候群	166
2	急性胃腸炎	168
3	成人慢性咳嗽	170
4	市中肺炎	172
5	喘息	175
6	慢性閉塞性肺疾患	178
7	高血圧	180
8	心房細動	184
9	機能性ディスペプシア	186
10	便秘症	189
11	過敏性腸症候群	191
12	非アルコール性脂肪性肝疾患 （NAFL/NASH）	194
13	胆石症	197
14	2型糖尿病（インスリン非依存）	199
15	脂質異常症	202
16	高尿酸血症	205
17	甲状腺機能低下症	207
18	鉄欠乏性貧血	209
19	不眠症	211
20	じん麻疹	214
21	慢性腎臓病	217
	索引	221

序 章

内科救急に立つ前に

1 ベイズの定理と診断学の話

この本の目的の1つは疫学情報と問診・診察から臨床診断の確率を高め，二次救急病院などへ搬送するか否かの臨床意思決定を容易にすることです．そのためには検査前確率と尤度比（LR），検査後確率などを理解する必要があります．難しい話ではなく，感覚的に理解していただければ大丈夫です．

学生時代に，病気の人で検査や診察所見が陽性になる割合（真の陽性率）を感度といい，病気ではない人が陰性になる割合（真の陰性率）を特異度ということを習ったと思います．これは検査や診察の能力といってもよいです．

感　度 ＝ 真の陽性 /（真の陽性＋偽陽性）
特異度 ＝ 真の陰性 /（真の陰性＋偽陰性）

検査結果が陽性でも「偽陽性」の方がいたり，「偽陰性」の方がいたりします．感度が100％や特異度が100％という検査や診察方法はありません．そこで感度99％，特異度99％と検査（すごい検査です）を想定してみましょう．ここで大きな影響を与えるものは何かと言うと検査前確率になります．

このすごい検査を有病率（検査前確率）が10％と0.1％で比較してみましょう．

表1

◎ 有病率10％，感度99％，特異度99％

	疾患あり	疾患なし	
検査異常あり	9900	900	10800
検査異常なし	100	89100	89200
	10000	90000	100000

◎ 有病率0.1％，感度99％，特異度99％

	疾患あり	疾患なし	
検査異常あり	99	999	1098
検査異常なし	1	98901	98902
	100	99900	100000

2 ● 序章

新しい単語を出しますが，**陽性予測値（検査陽性患者の真の陽性率），陰性予測値（検査陰性患者の真の陰性率）** をみてみます．

有病率10％では陽性予測値91.7％，陰性予測値99.9％に対して，**有病率0.1％では陽性予測値9％，陰性予測値99.999％** となります．**有病率が低いと偽陽性が増えて** しまいます．逆に**検査前確率が高い** のに，こういう検査をわざわざやれば**偽陰性が増えます**．

尤度比 はこの弱点を補うために「疾患がある患者とない患者で同じ臨床所見が得られる確率」を比較したものです．一言で言うと「ある検査・所見が病気Aの有無で何倍陽性になりやすい，なりにくい」を示すので，有病率では影響が出ません．それゆえ尤度比を用います．

ある所見は陽性で得られた場合（陽性尤度比）と陰性で得られた場合（陰性尤度比）があります．

表2

陽性尤度比（LR＋）＝ 感度 /（1 －特異度）
陰性尤度比（LR－）＝（1 －感度）/ 特異度

で表されます．
難しいと思った方，式は覚えなくていいです．

陽性尤度比はどれだけ確率を高めるか，陰性尤度比は確率をどれだけ下げるか という話でしかありません．

診断は確率の学問であり，100％正しいとか100％間違っているという話はありません．ある病気の確率がかなり高い，ほとんどない……という確率論で次の行動が決まっていきます．たとえば糖尿病，喫煙，脂質異常症のある60歳代男性が「労作時の胸痛と安静による改善」を訴えた時の冠動脈疾患の確率は97％といわれます（後述します）．もちろん，論文や人種などで差はあると思いますが，要はかなり確率が高いことがわかります．検査結果が異常でなくても，普通はカテーテル検査などができる病院へ搬送するという選択肢になります．仮に運動負荷心電図（陽性で狭心症に対するLR＋2.5，陰性でLR－0.45）を行って異常がなくても，90％の確率で狭心症となります **図1**．先ほど述べたように，高すぎる検査前確率ではむしろ偽陰性が増えるので考えものです．

なんでそうなるのか……というのは**ベイズの定理**を用いて判断したからです．
　ベイズの定理は事前確率が事後確率に影響を与えるという1763年に発表された定理です．これを診断学に当てはめる際にノモグラムが用いられるようになりました（NEJM 1975）．検査前確率は医師がどの程度「その疾患らしい」と考えているか（左の数字），検査のもつパワー（尤度比：LR，中央の数値），それを結んだものが検査後確率（右の数値）になります．先ほどの胸痛の情報を当てはめると 図1 の赤線のようになります．

陰性　　　　　　　　　　　陽性

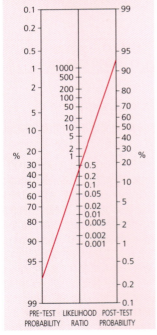
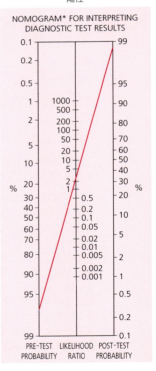

図1　ノモグラムを用いた検査後確率
TJ. Nomogram for Boyes's Theorem, N Engl J Med. 1958; 293: 257.

これを役立たせるためには「検査前確率」を上げるための「母集団」の抽出が重要になります．どのような人が，どのような時に，どのような症状を訴えたのか．それを聞き取るのが問診であり，所見を取るのが診察になります．検査前確率が十分に高ければ検査をする必要性も減りますし，簡単な診察や簡単な機械だけで次の対応を決めることができます．医師の診察能力はこの検査前確率をどれだけ上げられるかだと考えています．

僕はノモグラムを持ち歩いてはいませんが，次の表3のような感覚を覚えてやっています．検査前確率が一定以上であれば，尤度比がいくつくらいかで大体の検査後確率はわかります．

表3 検査前確率と尤度比

検査前確率	尤度比	検査後確率	検査前確率	尤度比	検査後確率
1%	0.1	0.1%	20%	0.1	2%
	1	1%		1	20%
	5	5%		5	50 ～ 60%
	10	10%		10	70 ～ 80%
	20	10 ～ 20%		20	80 ～ 90%
10%	0.1	1%	30%	0.1	3%
	1	10%		1	30%
	5	30%		5	60 ～ 70%
	10	50%		10	80%
	20	65 ～ 70%		20	90%

このように尤度比が5を超えてくると検査後確率，診察後確率に大きな影響を与えます．

この本では論文などを参考に「目安となる検査前確率」を上げるための知識を表で説明し，フローチャートで可能性の高い診断まで誘導することが1つの目的です．それができればたった一人で僻地の医師として赴任しても，一定の成果が収められると思いますし，NPとして患者に応対していても患者の症状から危ない疾患に気がつくことができ，医師へ紹介ができます．また，クリニックでもこの本が有効に使われると思います．

加えて，common disease に対する初期対応と専門家への紹介タイミングがわかれば，僻地医療などでも大いに役立つと思われます．

元自衛隊医官として「問診」と「診察」に特化して活動した経験を少しでも世の中に還元できればと考えております.

　よろしくお願いいたします.

Memo

1 ベイズの定理と診断学の話

検査前確率を上げるための問診・診療が重要!!

❷ 内科救急の原則

　この本の主な読者対象は初期・後期研修医やクリニックなどで勤務する医師，もしくはナースプラクティショナー（NP）などです．そのような方々が，検査があまりできない環境下で，いかに患者さんを診療し，**必要な患者を高次医療機関へ紹介するべきか，否か**を目標に書いています．

　医療従事者が大勢いるわけでもなく，助っ人の医師が他に出てくる状況ではない，指示を出すのは自分のみという前提です．

　この前提で急患を受け入れた場合はどうするか．基本的には診察をして検査をして，診断に基づいて対応を決めます．ただ，**診断をつける時間がもったいないことも多々あります**．医療従事者が限られている以上，できることもかなり限られるからです．医療従事者が不足しているのであれば，行うことは**トリアージ**になります．僻地医療などでは通常の状況でもどこまでを自分たちで行うのか，トリアージが必要になります．

Point

- 医療従事者の数，対応レベル < 患者の状態か
- この患者を救命するために必要な医療資源があるかの判断が必要

　内科救急診療指針 2016 では救急患者のトリアージとして以下のような指標をあげております．

表1

生命の危機が切迫した状態	意識障害（GCS < 13），呼吸不全，循環不全，急性の麻痺，呼吸数 > 20/ 分，心拍数 > 90/ 分，発熱でぐったりしている状態，重症外傷，体温 > 38℃，体温 < 36℃，ハイリスク病歴
生命の危機	心停止，呼吸停止，ショック，意識障害（GCS < 9）呼吸停止が切迫，血圧 < 80mmHg，痙攣中，呼吸数 < 10/ 分，重篤な呼吸不全

日本内科学会認定医制度審議会救急委員会，編．
内科救急診療指針 2016．東京: 総合医学社 2016．p.2 を参考に作成．

呼吸不全や循環不全は高次医療機関へ紹介，救急搬送になると思いますが，体温 38℃以上を全て紹介していたらきりがありませんので，そこは判断が必要になります．

　ただ，患者さんの様子がどう見てもただ事ではない，**第一印象が重症である場合**は，少人数で診療するのではなく，**必要最低限の処置をして救急搬送をする**必要があります．いかに患者さんを死なせないための最低限の処置をし，急変にも対応できる状態を作りつつ，**早く救急搬送する**かが重要になります．

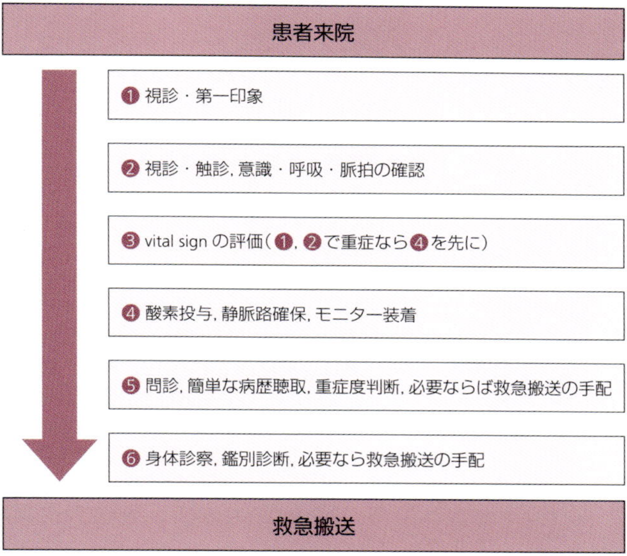

患者来院
❶ 視診・第一印象
❷ 視診・触診，意識・呼吸・脈拍の確認
❸ vital sign の評価(❶, ❷で重症なら❹を先に)
❹ 酸素投与，静脈路確保，モニター装着
❺ 問診，簡単な病歴聴取，重症度判断，必要ならば救急搬送の手配
❻ 身体診察，鑑別診断，必要なら救急搬送の手配
救急搬送

図1 クリニックや屋外などでの救急搬送のイメージ

そのため原則として vital sign の異常があるなど，明らかに救急搬送が必要な患者（❺の段階で救急搬送を決断している）に関しては救急搬送です．それ以外の患者さんに関して，限られた条件で診察や鑑別診断を行い（❻の段階），紹介する，もしくは救急搬送する患者を見つけ出します．

限られた条件とは，たとえば，血液検査＋心電図＋単純写真くらいはできるのか，災害現場など血液検査すらできないのか，処置は何ができるのかという条件です．その場所でどの程度の検査ができ，どのような処置ができるのかで対応できる患者は決まると思います．

今回，ナースプラクティショナー（NP）も対象にしていますので，できることは簡単な血液検査，心電図，胸部単純写真まで（もしくはそれすらできない）状況で，可能な限り問診と診察，vital sign などで全てを判断し，高次医療機関への紹介・搬送を決めるという形をとらせていただきます．処置（一部の検査）も一人で対応しているため，ほかの患者の診察に影響が出る処置や検査はできない状況と考えています（能力はあっても，時間的に難しい）．

あとは救急搬送して目的の病院までの時間的距離を考えます．どの程度状態を維持させることができるのか，搬送に同行するべきか，生命には関わらないが，搬送まで時間がかかるので一定の処置をするべきか，などを検討し，対応します．最低限の措置とは多くの場合は対症療法になります．診断が推測できる場合は，「内科救急診療指針 2016」の記載などを確認し，疾患ごとに対応します．

学校では「原則」を教えるものであり，教科書も同様です．現場では現場がうまくいくように（100 点にはならず，原則通りにいくことは基本的にない），さまざまな可能性を考え対処します．この本は「原則」を教えるべき教科書ですが，100 点満点の原則ではなく，現場でうまくいくように必要なことを記載しますので，ご活用いただければと存じます．

原則として

- バイタルサインの異常がある
- 一目で正常な状況ではないと判断できる（第一印象が重症）
  患者はクリニックから高次医療機関へ救急搬送する．
- 酸素投与，静脈路確保，モニター装着は救急搬送時には実施
- 検査は簡単な検査（血液検査，心電図，単純写真）のみ

Memo

診断前に全身状態を維持する処置をして搬送することも大事．

Part 1

症 候 編

1 発熱

最も高頻度に出る徴候として「発熱」があります．発熱の原因は**感染症，腫瘍，膠原病が主因**としてあげられますが，他にも薬剤熱・内分泌疾患・高温環境・視床下部や脳幹障害などがあります．

初動対応

発熱の原因は「内因」的なものだけでなく，感染症や環境（時期や場所）などの外因が多く関係してくるため**「事前確率」を記載することは困難**です．そこで発熱と発熱以外の症状で鑑別を進める必要があります．ポイントは**重症感といくつの領域**に症状が出現しているかです．

Point

- 発熱＋重症感があれば敗血症，もしくは敗血症を伴う細菌感染症を考慮．
- 入院できない，医師が1人などの施設では速やかに二次医療機関へ搬送．

救急外来などでは **qSOFA が有用**とされていますが，発熱に加えて呼吸数の増加（呼吸数 > 22 回 / 分），意識障害（GCS < 15），収縮期血圧低下（収縮期血圧 ≦ 100 mmHg）のうち 2 項目を満たしたら敗血症などを疑い，入院，救急搬送を決断します．

Point

- qSOFA: 呼吸数＞22回/分，意識障害（GCS＜15），収縮期血圧≦100mmHgのうち2項目以上を満たす．

入院できない施設であれば最小限の検査・処置を行い，救急対応ができる施設へ搬送します．その際に**「酸素・ルート・モニター」は必須**です．ここは余計な検査を行うよりは，時間との勝負と割り切ってもよいかもしれません．行うのであれば搬送するまでの時間で実施できるものに限定して，検査などのために搬送が遅れないようにするべきです．

Point

- 重症感染症の救急搬送には酸素投与，静脈路確保，モニター管理を行う．
- 検査結果を確認する前に早い段階で搬送を決断．

14 ● 症候編

他症状と細菌・ウイルス感染の鑑別

もし，そこまで全身状態が悪くないのであれば，発熱以外の症状はどのようなものがあるかが重要です．ポイントになるのは「細菌感染」は通常は1カ所の臓器を侵す，ウイルス感染は2領域以上が多いというものです．関節痛，関節発赤が1カ所だけにあれば細菌感染を考慮しますが，「両膝・腰など節々が痛いです」と言えば，急性疾患ならばウイルス感染を示唆します．

Point

- 細菌感染症は1領域，ウイルス感染は2領域以上に症状が出る．

また，最頻のウイルス感染は風邪症候群だと思いますが，風邪は一般には上気道（鼻から咽頭・声帯まで）の疾患ですが，下気道を障害して咳が出ることがあります．この時点で2領域以上を障害しています．喉が痛くて胃腸炎症状もある……これも2領域以上です．2領域以上を障害する場合はウイルス感染を念頭におき，自施設（外来）で対応できるものが多いと考えます．

2領域以上で鼻汁や咽頭痛などがある場合，風邪症候群がほとんどです．ただし，マイコプラズマも25〜50％程度で鼻汁・咽頭痛などの上気道症状を起こすとされています．これは小児で特に多いとされていますが，成人でも認めます．

表1 成人マイコプラズマアウトブレイクの際の症状

症状	頻度
発熱（38℃以上）	30.7%（55/179）
呼吸器症状	88.8%（159/179）
胸部単純写真での肺炎像	75.8%（55/66）
uncomplicated respiratory disease（発熱＋咽頭炎・咳を含む）	38.5%（69/179）

Sliman JA. Outbreak of acute respiratory disease caused by Mycoplasma pneumoniae on board a deployed U.S. navy ship.j Clin Microbiology. 2009; 47: 4121-3.

表2 小児マイコプラズマアウトブレイクの際の症状（37.8℃以上の発熱と3日以上続く咳は全例）

症状	頻度
咽頭痛	57%
悪寒	55%
筋肉痛	54%
鼻汁	50%
喘鳴	50%

Centers for Disease Control and Prevention (CDC). Mycoplasma pneumoniae respiratory illness - two rural counties, West Virginia, 2011. Morbidity and Mortality Weekly Report (MMWR); 2012; 61: 834-8.

Point

- マイコプラズマは肺炎・気管支炎が有名だが，上気道症状も多い．
- 風邪症候群の鑑別の中に含む必要がある．

　　　鼻汁が出ている患者の鑑別疾患にマイコプラズマも含む必要はあります．ただ，全例で抗菌薬が必要というわけではありませんので，風邪様症状の鑑別に含むようにするとよいかと思います．**頑固な咳が続く**風邪の中にマイコプラズマがいるのだと考えます．

　　　発熱＋咽頭痛が主症状の疾患には伝染性単核球症もあります．

表3 伝染性単核球症の症状

症状	頻度	期間
発熱	94.6%	5～21日
リンパ節腫脹	81%	21日
咽頭・扁桃炎	94%	10日
肝腫大	82.1%	
脾腫	62.5%	

Dunmire SK. Infectious Mononucleosis. Curr Top Microbiol Immunol. 2015; 390: 211-40.

　　　伝染性単核球症は採血をしないと確定診断には至りませんが，問診や症状・診察で推測は十分可能です．

16 ● 症候編

Point

- 伝染性単核球症の診断には異型リンパ球の数，割合が重要．

続いて上気道症状がない場合でもウイルス感染の可能性はあります．関節痛がよく出るウイルス感染として，パルボウイルスやインフルエンザウイルスは有名です．ただ，長期に改善がない場合や同定できない場合は膠原病も念頭に入れる必要があります．

Point

- 慢性の経過で発熱と複数の症状が出る鑑別疾患に膠原病がある．
- 血管炎など急激に悪化する膠原病に注意．

症状が発熱のみの場合

発熱と2領域以上の症状で受診した場合は，多くはウイルス感染と膠原病でよいと思いますが，稀な症状の起こし方を他の疾患で起こすこともあります．考え方の基準として使っていただければと思います．

発熱と全身症状（倦怠感など）だけで，特定の部位を示唆する所見がない場合は注意が必要です．外来で様子をみることが可能な全身状態であれば，対症療法を行いながら少し経過をみると思います（検査ができるのであれば，当然検査を行います）．また，後述しますが，発熱だけでも肺炎を考えるべき患者群もいますので，注意が必要です．もし，時間をかけるのが難しいのであれば，自施設で診断を進めるよりも，その後の対応ができる施設に早めに紹介するほうがよいかもしれません．

Point

- 高齢者など症状や身体所見が乏しい患者もいる．
- 好中球減少を認める患者でも症状は乏しいため注意が必要．
- 腫瘍性疾患も発熱や倦怠感以外，目立たないこともある．

発熱＋1領域の症状の場合

発熱＋1領域の症状はそれぞれ検討が必要です．まとめの 表4 に症状と疑う疾患は記載しました．重要なものはいろいろありますが，風邪のように self-limiting な疾患との鑑別が重要と考えます．ここでは上気道症状，下気道症状に注目して説明していきます．

発熱＋上気道症状

これは風邪との鑑別が重要になります．流行時期のインフルエンザ，ウイルス性咽頭炎・扁桃炎と溶連菌性扁桃炎，マイコプラズマや伝染性単核球症（既出）などです．

鑑別に入れるべき疾患ですが，扁桃周囲膿瘍や急性喉頭蓋炎は痛みの訴えが強く，風邪症候群との鑑別は難しくないと思います．細菌感染ですので鼻炎などの症状がないこともヒントになります．

Point

・発熱＋上気道症状: 咽頭痛だけの上気道症状には注意が必要.

ここでは頻度も多いことからインフルエンザと溶連菌の鑑別を記載します．

(1) インフルエンザと風邪症候群の鑑別

インフルエンザは 11 月頃から 4 月くらいまでが流行時期ですので，他の時期は鑑別に上がらないと思います．特に患者がその地域で出始めていたら要注意です．発熱に他のよくある症状が 2 つ加われば，陽性尤度比（LR ＋）は 6.5 とインフルエンザの確率を押し上げます．他の所見も含めて示します．

表 4 インフルエンザの症状と意義

所見	LR ＋	LR －
流行時期（患者が 1 週間以内に 2 名以上出ている）かつ，37.8℃以上の発熱＋2 つ以上（頭痛，筋肉痛，咽頭痛，咳嗽，発症 48 時間以内）	6.5	0.3
発熱，咳嗽，急性発症（12 ～ 24 時間以内）	2.0	0.54
発熱，咳嗽，急性発症，60 歳以上	5.4	0.77
発熱，咳嗽	1.9	0.54
発熱，咳嗽，60 歳以上	5.0	0.75
発熱	1.8	0.4
発熱，60 歳以上	3.8	0.72
咳嗽	1.1	0.42
咳嗽，60 歳以上	2.0	0.57

Call SA,et al.Does this patient have influenza? JAMA. 2005; 293: 987-97.
Monto AS, et al. Clinical signs and symptoms predicting influenza infection.
Arch Intern Med. 2000; 160: 3243-7.

陽性尤度比 5.0 以上は 60 歳以上の発熱，咳嗽±急性発症です．陰性尤度比 0.5 未満は発熱がない，咳嗽がない，鼻炎症状がある（LR － 0.49）の 3 つです．これらを手掛かりにインフルエンザを診断していきます．ポイントは流行期に入ったことで「検査前確率が上昇して

いる」だと思います.

　一方，簡易検査の感度，特異度は有名ですが感度は62.3％で陰性尤度比 0.38，特異度は 98.2％で**陽性尤度比は 34.5** です．検査が陽性であれば，ほぼインフルエンザといえますが，陰性でもインフルエンザではないといえません．むしろ，流行状況，症状や経過からインフルエンザの可能性が高い場合は陰性でもかなりの可能性が残ります．たとえば検査前確率を 60 ～ 70％と判断している場合，陰性尤度比 0.38 ですので 40 ～ 50％の可能性があります．

Point
- 流行期に典型的な症状があるかどうかが重要.
- 迅速検査の陽性尤度比は高いが，感度が高いわけではないことに注意.

（2）溶連菌感染の鑑別

　扁桃炎の多くはウイルス性です．溶連菌はそれほど多いわけではありません.

表5 扁桃炎の原因微生物

原因微生物	頻度
ウイルス性	50 ～ 80％（報告によっては 90％）
溶連菌	5 ～ 36％
EBV	1 ～ 10％
クラミジア	2 ～ 5％
マイコプラズマ	2 ～ 5％
その他	

Ebell MH, et al.The rational clinical examination. Does this patient have strep throat? JAMA. 2000; 284: 2912-8.

　ほとんどがウイルス性ですが，**白苔を伴う扁桃炎として有名なものが 3 つ**，1 つが**溶連菌性扁桃炎**，1 つが EBV による**伝染性単核球症**，最後の 1 つが**アデノウイルス扁桃炎（プール熱）**です．実際はこの 3 つの鑑別と考えています.

Point
- 白苔を伴う扁桃炎：溶連菌性扁桃炎，伝染性単核球症，プール熱

そこで役立つのが Centor の基準です．これは溶連菌性扁桃炎を判別するために作成された基準です．

表6 溶連菌咽頭炎の Centor 基準

症状	点数
38℃以上の発熱	1
圧痛を伴うリンパ節腫脹	1
白苔を伴う扁桃の発赤	1
咳嗽なし	1
年齢＜ 15 歳	1
年齢≧ 45 歳	－ 1

表7 Centor 基準と尤度比

合計点数	陽性尤度比
4 or 5 点	4.9
3 点	2.5
2 点	0.95
1 点	0.52
0 or － 1 点	0.05

Ebell MH, et al. The rational clinical examination. Does this patient have strep throat? JAMA. 2000; 284: 291－8.

4 点以上であれば溶連菌の可能性が上がりますので，抗菌薬投与を考えます．小児だとアデノウイルスの可能性も上昇しますが，他の症状から鑑別したり，検査を行ったりします．1 点未満では溶連菌感染の可能性は低いと判断します．2 〜 3 点は検査を行うことが推奨されます．

この基準を満たしても思春期から若年成人では EBV の可能性もあり，血液検査なしで鑑別するのは難しいです．アデノウイルスも患者の子供がプール熱など，接触歴があれば鑑別に上がります．この 3 つを問診・身体所見鑑別するのはなかなか難しいですが，頭に入れておく必要はあります．伝染性単核球症は血液検査で鑑別可能です．

Point

・血液検査で好中球増加: 溶連菌，アデノウイルス
・血液検査で異型リンパ球増加: EB ウイルス

発熱 +
下気道の
感染

　下気道の感染は気管支炎や肺炎など咳を主症状とした
ものです．肺炎は咳に加えて呼吸困難が出てきます．
　ポイントは肺炎の鑑別，結核の鑑別などですが，結核
は検査なしでは診断することは難しいので，ここでは肺
炎の鑑別に限定します．

　急な発熱，咳嗽があり，「全身状態が悪い」「発熱以外
の vital sign の異常がある」「低酸素 SpO_2 の低下」「高
齢者や COPD 患者，免疫不全などの基礎疾患がある」
などの要素から，肺炎の可能性を考えて対応します．こ
こでのポイントは上気道症状がなく，下気道のみという
ことです．両方あれば 2 領域以上ですので．

Point

- 急な発熱，咳嗽，呼吸困難：下気道症状だけであれば気管支
炎，肺炎

表8 肺炎の症状と感度

症状	感度（有症率）
咳嗽	96%
発熱	81%（高齢者 53%）
呼吸困難	46〜66%
呼吸性疼痛	37〜50%
悪寒	59%
頭痛	58%

Metlay JP, et al. Does this patient have community-acquired pneumonia? Diagnosing pneumonia by history and physical examination. JAMA. 1997; 278: 1440-5.

表9 肺炎の身体所見と尤度比

身体所見	LR +	LR −
体温> 37.8℃	1.4-4.4	0.6-0.8
咳嗽	1.8	0.3
crackles	1.6-2.7	0.6-0.9
ヤギ音	2.0-8.6	0.8-1.0
胸部異常所見あり	1.3-3.0	0.6
体温≦ 37.8℃，脈拍≦ 100/min，呼吸数≦ 20/min	1.2（どれか 1 つは異常）	0.18（3 つとも正常）
呼吸数> 25/min	1.5-3.0	

Metlay JP, et al. Testing strategies in the initial management of patients with community-acquired pneumonia. Ann Intern Med. 2003; 138: 109-18.

この論文からは発熱も頻脈も呼吸数増加もない場合，肺炎でない可能性がかなり高くなることがわかります．さらに咳嗽がない肺炎もほとんどありませんので，問診だけでかなり判断できます．一方，身体所見で何か所見が得られれば，肺炎の可能性を押し上げますが，陰性だからといって肺炎の可能性は否定できないわけです．

Point

- 身体所見は肺炎の可能性を押し上げるが，なくても肺炎の可能性をあまり下げない

血液検査や胸部単純写真も万能ではありませんが，白血球数 > 10400/μL は LR + 1.9-3.7，LR − 0.3-0.6と診断的価値があります．CT と比較して胸部単純写真は感度 67-75%，特異度 85% とされていますので，異常がないことは肺炎を否定しません．脱水がある場合，浸潤影ははっきりしなくなるので，注意が必要です．

最後に肺炎かもしれないと判断した場合，肺炎であろうとなかろうと A-DROP は確認する方がよいです．

表10 A-DROP

Age（年齢）	男性 70 歳以上，女性 75 歳以上
Dehydration（脱水）	BUN 21mg/dL 以上 or 脱水あり
Respiration（呼吸状態）	SpO$_2$ 90% 以下（PaO$_2$ 60 torr 以下）
Disorientation（意識障害）	意識障害あり
Blood pressure（血圧）	収縮期血圧 90mmHg 以下

軽　症：1 つも当てはまらない．
中等症：1 つか 2 つの項目を満たす．
重　症：3 つの項目を満たす．
最重症：4 つ以上，もしくは血圧低下を満たす．

Point

- 発熱＋咳嗽で，上気道症状（咽頭痛，鼻症状）がない．
- 呼吸数増加，脈拍増加がある．全身状態が悪い．高齢者・基礎疾患があるなどの要素があれば，肺炎を疑う（身体所見がなくても肺炎は否定できず）．
- 身体所見を確認し，所見の有無を確認する．
- 身体所見で異常があれば，肺炎を疑う．

22 ● 症候編

原則として

- 発熱に 1 領域の症状は細菌を疑い，疾患・病状により，
  ➡ 救急搬送
- 発熱に加えて qSOFA を 2 項目以上満たすなら，敗血症を疑い，
  ➡ 救急搬送
- 発熱のみで臓器症状がはっきりしない場合，敗血症などの重篤な疾患や腫瘍性疾患，薬剤性や環境因子も念頭に入れる.
- 重篤感があれば，
  ➡ 早めに救急搬送

発熱のまとめ

発熱性疾患の頻度　基本的にウイルス性疾患が多い．感染症が多いため，発症時期や患者背景などで頻度が大きく変わる．それを考慮し，ここでは**発熱＋症状で何を疑うかの鑑別疾患**をあげる．

表11 発熱＋症状からみる鑑別疾患

❶ 発熱±上気道症状を伴う疾患

疾患名	特徴
風邪症候群（ウイルス性上気道炎，気管支炎含む）	2～3日かけて悪化していくことが多い
インフルエンザ	11月から4月くらい 24時間以内に悪化
マイコプラズマ	発熱，咳以外にも，咽頭炎や鼻炎も多い 肺炎の頻度は成人では2%，気管支炎主体
溶血性連鎖球菌性咽頭炎	Centorの基準，EBV，アデノウイルスはこの基準を満たす
急性副鼻腔炎	片側性の頬部痛，叩打痛
伝染性単核球症	発熱，咽頭炎は90%以上に出現
亜急性甲状腺炎	咽頭痛，甲状腺の圧痛，甲状腺機能亢進症状
扁桃周囲膿瘍	強い咽頭痛
急性喉頭蓋炎	唾も飲み込めない，普通に話せない

❷ 発熱＋下気道症状（気管支炎，肺炎）

鑑別疾患名	特徴
風邪症候群	上気道症状を伴うものが多い．咳だけならウイルス性気管支炎
肺炎	肺胞で炎症所見＝浸潤影が見える
気管支炎	気管・気管支の炎症，咳・痰が主症状
結核	頑固な咳の原因の1つ（咳の症状で鑑別）

❸ 発熱＋消化器症状（下痢，便秘など消化管）

鑑別疾患	特徴
ウイルス性胃腸炎	一般には消化管は体外のため，炎症が起きても発熱は稀．38℃以上の水様便などはノロウイルスを考慮
イレウス	悪心，嘔吐，便秘など．発熱するのは bacterial translocation を起こして細菌が体内に入っているから
細菌性腸炎（サルモネラ，侵襲性大腸菌など）	血便などを生じる場合は基本的に腸粘膜が障害されているので，細菌感染を起こしうる
虚血性腸炎，潰瘍性大腸炎	同上．基本的に発熱＋血便を伴う場合は注意が必要

❹ 発熱＋腹痛，右季肋部痛 and/or 黄疸

鑑別疾患	特徴
急性虫垂炎	右下腹部の圧痛，右下腹部への痛みの移動発熱（38℃以上）は 15 ～ 67%で，LR ＋も 1.0
急性ウイルス性肝炎	貝などの生食や海外渡航などがあれば A 型肝炎，ジビエ（野生動物の肉）の E 型肝炎
急性閉塞性化膿性胆管炎	敗血症，右季肋部痛

❺ 発熱＋背部痛

鑑別疾患	特徴
急性腎盂腎炎	背部痛（CVA tenderness），悪心・嘔吐
化膿性脊椎炎	背部痛（脊椎の叩打痛），発熱

❻ 発熱＋排尿時痛

鑑別疾患	特徴
急性前立腺炎	発熱，排尿時痛，頻尿など膀胱炎では発熱はない

❼ 発熱＋局所の疼痛

鑑別疾患	特徴
蜂窩織炎	局所の疼痛，発赤
壊死性筋膜炎	蜂窩織炎と比較して疼痛が強く，水泡ができることもある

❽ 発熱＋頭痛

鑑別疾患	特徴
風邪症候群，インフルエンザなど	他の症状に加えて，頭痛
髄膜炎	発熱と頭痛，髄膜刺激所見の確認

❾ 発熱のみ

鑑別疾患	特徴
感染性心内膜炎	心疾患，抜歯後など
薬剤熱	drug-induced hypersensitivity syndrome (DIHS) など
悪性疾患	腎癌，悪性リンパ腫
内分泌疾患	甲状腺機能亢進症など

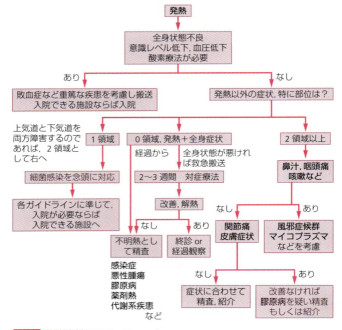

図1 発熱診断のフローチャート

Memo

発熱の鑑別は
他の症状がある領域
が大事.

2 めまい

回転性と非回転性

　「めまい」といっても，「回転性めまい（vertigo）」と「非回転性めまい（dizziness）」に分けられます．回転性めまいは「耳」か「小脳・脳幹」などが関連するめまいです．非回転性めまいは「ふらつき」「失神前，目の前が真っ暗になる」「平衡障害，足元がおぼつかない，フラフラする」などがあります．

　まず，問診で回転性なのか，非回転性なのか確認することは重要です．

Point
- 回転性か，非回転性か判断するために患者の言葉で語ってもらう．
- 次に回転性ならば脳疾患か．非回転性では心疾患かを確認する．

　診断のポイントになるのは疫学情報ですが，日本もアメリカも「耳鼻科領域」のめまいが45％前後になっています．他の論文も検討しましたが，回転性めまいでは「耳」が関連することが圧倒的に多いので，脳神経系の所見があるかどうかが重要になります．非回転性めまいの中には心疾患（虚血性心疾患・不整脈），低血糖，貧血や消化管出血など重篤な疾患が一定割合で含まれてきます．

Point
- 末梢性回転性めまいが全体の45％．回転性めまいは日米ともに55％前後のため，回転性めまいの5 〜 10％が脳血管系となる．

中枢症状の有無

　回転性めまいで「中枢神経症状」があれば，脳血管疾患など重篤なものが考えやすいので救急搬送します．搬送の準備をする間に静脈路の確保や低血糖の有無の確認は行いましょう．

Point
- 脳神経系の所見があるか，回転性めまいは進行性かが重要．
- その場合は救急搬送．

めまいの持続時間

　次にめまいの発症の仕方が急性なのか，長期間の経過なのか，持続しているのか，悪化しているのかなど必要な問診を行います．特に「悪化しているのか」「めまいの持続時間」は重要な問診で，頭を動かした時に数秒間のめまい（長くても1分未満）が生じるのであれば良性発作性頭位性めまい（BPPV）が考えやすいです（**図1** めまい診断のフローチャート）．悪化している場合，小脳出血などを考える必要があります．小脳出血は頭痛と回転性めまいを生じることが多い疾患です（**表1**）．

表1 小脳出血の症状・所見

症状（所見）	頻度
脳幹所見	100%
頭痛	72〜80%
嘔吐	77%
回転性めまい	59%
意識障害	60〜73%

　そのため頭痛＋回転性めまいを訴える患者では「小脳出血」「くも膜下出血」「脳底-椎間間動脈解離」などの重篤な疾患や片頭痛を考慮する必要があり，脳CTだけでなくその後の対応ができないのであれば搬送を考慮する必要があります．

Point

- 頭痛と回転性めまいを訴える患者は脳CTやその後の治療ができないのであれば，救急搬送．

　内科救急診療指針2016では「回転性めまい」の鑑別のために3つの診察を行うと，中枢性か末梢性かの鑑別ができると記載されています．それはHead Impulse Test（HIT）が正常，方向交代性眼振なし，

表2 回転性めまいの身体所見と尤度比

	中枢性回転性めまい		末梢性めまい	
	感度	LR＋	LR−	感度
HIT 正常	85%	17	0.16	5%
方向性交代性眼振なし	38%	4.75	0.67	8%
Skew Deviation 陰性	30%	15	0.71	2%
3つのいずれかがある	98%	6.5	0.02	15%

LR＋：陽性尤度比，LR−：陰性尤度比

Skew Deviation 陰性です．この 3 つの試験の感度や
尤度比は以下のようになります．
　3 つの所見がいずれもない場合の陰性尤度比が 0.02
ですので，その場合は中枢性めまいの可能性は低いと判
断します．

手順のまとめ

1. **回転性めまいか非回転性めまいかを判断できるように，自分の言葉でめまいの正常を語ってもらう**
   - （ア）ぐるぐる回る → 回転性めまい
   - （イ）目の前が暗くなった，一時的に意識がなくなった（失神の類）
   - （ウ）足がフラフラしてバランスが悪い．足にきているめまい（平衡障害）
2. **中枢神経症状がある．複視，脱力感，痺れなどの症状があるか確認．話しながら麻痺などがないか確認．HIT などを確認．**
3. **歩行ができるなら歩行の状態を確認．歩行不能など小脳梗塞などを考慮．**
4. **めまいの持続時間を確認，随伴症状も合わせて確認**
   - （ア）体位変換で数秒のみ症状が発現
   - （イ）30 分以内の持続時間で，思ったより回転性めまいの訴えが弱い
   - （ウ）数時間以上持続し，耳の症状を伴う
   - （エ）1 日以上持続
5. **適切な診療科，病院へ紹介する**

原則として

- 回転性めまいで中枢神経症状があれば，
  - ➡ 救急搬送
- 回転性めまいと頭痛がある場合，脳 CT などができなければ，
  - ➡ 救急搬送
- 症状が短期間に進行する場合，小脳出血が考えやすいので
  - ➡ 救急搬送
- めまいの持続時間が 30 分程度で，今は症状がない場合は TIA なども考慮し
  - ➡ 救急搬送，もしくは専門医に速やかに紹介
- 意識消失など失神が疑われる場合は，少なくとも精査のため，
  - ➡ 専門医に紹介

めまいのまとめ

めまいの中でも回転性めまいの鑑別を中心に記載します.

表3 一般外来（2 施設），救急外来（4 施設），めまい専門外来（6 施設）での頻度

疾患群	疾患	頻度
末梢性前庭神経障害 （耳の病気）	全体	44%
	良性発作性頭位性めまい	16%
	前庭神経炎	9%
	メニエール病	5%
	その他	14%
中枢性めまい	全体	10%
	脳血管障害	6%
	脳腫瘍など	1%
	多発性硬化症，片頭痛など	3%
非回転性めまい	全体	24%
	貧血など，代謝性障害	13%
	脳血流低下（不整脈，低血圧）	6%
	平衡障害	5%
精神性めまい	全体	16%
	精神障害	11%
	過換気症候群	5%
原因不明		13%

Kroenke K. How common are various causes of dizziness? A critical review. South Med J. 2000; 93: 160-7; quiz 168.

表4 日本の救急外来（危険なめまいは 8.5%）

原因部位	頻度
耳系（前庭神経）	45.2%
心血管系（不整脈，低血圧）	4.3%
神経系（脳血管疾患含む）	10.2%
代謝・貧血（消化管出血，低血糖含む）	4.2%
その他（原因不明含む）	36.1%

十名洋介，他. 救急外来におけるめまい症例の検討. Equilibrium Res. 2011; 70: 30 〜 6.

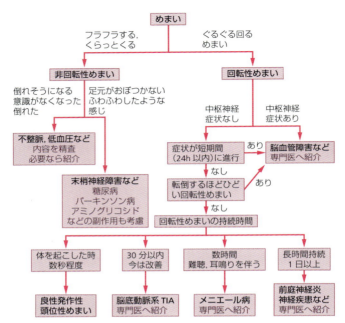

図1 めまい診断のフローチャート

Memo

回転性か非回転性か 回転性なら持続時間が重要.

3 失神

失神の定義

　　失神は脳血流低下による意識障害という定義で，何らかの原因で血圧が低下したものの特別な治療を必要とせずに意識が戻ったものをいいます．意識障害が遷延していたら，失神ではありません．また，脳梗塞などの一部分の血流低下や，てんかん発作，低血糖なども「失神」とはいいません．

Point

- 失神の定義はあくまで
- 脳血流低下による一過性の意識障害

　　失神の患者は意識が戻っていますので，「気が遠くなって倒れた」「目の前が暗くなった」というような話をします．

　　失神の鑑別を進める上で重要なことは，そもそも「失神」なのかという話です．意識障害に関しては一過性（戻っているのか）なのか，遷延しているのかが最初の鑑別になります．意識障害が遷延していたら，一人で対応するのは難しいと思いますので，鑑別を進めながら二次医療機関などに搬送を考えます．

Point

- 遷延する意識障害は救急搬送．
- 失神であれば心原性かどうかが重要．

意識障害の鑑別

意識障害の鑑別は AIUEOTIPS です.

3 失神

表1 AIUEOTIPS

略	内容	疾患
A	Alcoholism, Acidosis	アルコール中毒, アルコール離脱症候群, 代謝性アシドーシス
I	Insulin	低血糖, 糖尿病性ケトアシドーシス
U	Uremia	尿毒症
E	Endocrine, Encephalopathy, Electrolyte	内分泌疾患, 肝性脳症, 電解質異常など
O	Oxygen, Opiate, Overdose	低酸素, 麻薬, 薬物中毒
T	Trauma, Temperature, Tumor	外傷（硬膜下血腫）, 体温異常, 脳腫瘍
I	Infection	脳炎, 髄膜炎, 敗血症
P	Psychiatric, Porphyria, Pharmacology	精神疾患, ポルフィリン症, 薬剤性
S	Syncope, Stroke, SAH, Seizure, Shock	失神, 脳卒中, くも膜下出血, 痙攣, ショック

Point

- 意識障害ならばAIUEOTIPSを頭に思い浮かべながら対応.

開眼はしているものの, 見当識がおかしい場合は「てんかん発作」を鑑別に入れる必要があります. てんかんでなくても薬物中毒の痙攣発作など痙攣全体を鑑別に入れて考えます.

Point

- てんかん発作, 痙攣と失神は鑑別する必要がある.

痙攣との鑑別には 表2 のようなものが役立つとされ
ています.

表2 痙攣の臨床所見

所見	感度	特異度	LR +
舌を噛んでいる	45.1%	97.3%	16.5
頭部を回している	43.1%	96.8%	13.5
異常な姿勢	35.3%	97.3%	12.9
尿失禁	23.5%	96.4%	6.45
目撃者から憂鬱そうに見えたと言われた	32.6%	94.4%	5.81
四肢の攣縮の目撃	68.6%	87.7%	5.57
発作前の震え	29.4%	94.1%	4.95

Sheldon R, et al. Historical criteria that distinguish syncope from seizures. J Am Coll Cardiol. 2002; 40: 142-8.

　表2 のようなものがあれば陽性尤度比が約 5.0 以上
ありますので,てんかんなどの痙攣発作の確率が上昇し
ます.四肢の攣縮は失神でも起きるとされていますが,
一般に数秒程度で,倒れた後に起きるとされています.
　次に外傷性のものを除外しますが,非外傷性失神で倒
れた際に 2 割ほどは頭部などを受傷するとされていま
す.特に頭部や顔面の外傷の患者では失神によるものも
鑑別に入れる必要があるとされています.

Point

・頭部や顔面の外傷の患者の鑑別に失神を含める必要がある.

　その後は中毒や脳血管疾患,低血糖などの一過性意識
障害を起こす疾患を鑑別します.病歴,診察,リスク因
子の評価,血糖値測定で一次医療機関でもある程度は対
応可能ではないかと思われます.

**心原性
失神**

　これらの否定が終わって,失神の中の鑑別に入って
いきます.失神の鑑別で最重要なことは「心原性失神」
の鑑別です.心原性失神は死亡率が 2 倍に上昇します.
もちろん,他の失神でも倒れてけがをするなどリスクは
0 ではありませんが,死亡リスクは失神のない患者と大
きな差はないとされています.

Point

- 心原性失神は死亡率が2倍になるため，必ず鑑別する必要がある．

問診・身体所見・心電図で心疾患が疑われる場合に心原性失神である可能性は感度95％，特異度53％で陽性尤度比2.0とされています．逆に陰性尤度比は0.09〜0.12ですので，ほとんど可能性はないといえます．他にも失神が起きた状態など問診で心原性を強く示唆する情報があります．

表3 心原性失神の可能性

状況	感度	特異度	LR +
労作時の失神	15％	99％	7
仰臥位の失神	7％	99％	15
ミオクローヌス様痙攣	18％	97％	6

Del Rosso A, et al. Relation of clinical presentation of syncope to the age of patients. Am J Cardiol. 2005; 96: 1431-5.

他にも心原性と非心原性との鑑別に以下のような所見もいわれています．

表4 心原性失神の臨床所見（OR：odds比）

所見	単変量解析 OR (95% CI)	多変量解析 OR (95% CI)
失神の期間が4年未満	14（4-51）	55（6-471）
痙攣を伴う	10.2（1.2-88）	
仰臥位の失神	7.9（1.6-38）	69（4-1087）
労作時の失神	3.1（1-9.7）	
霧視	2.5（1.2-5）	4.7（1.3-17）
失神のエピソードが2回以下	2.3（1.2-4.2）	

Alboni P, et al. Diagnostic value of history in patients with syncope with or without heart disease. J Am Coll Cardiol. 2001; 37: 1921-8.

Point

- 労作時の失神や仰臥位での失神は心原性の可能性が高いため，必ず専門医に紹介，もしくは救急搬送する．

長時間の立位では起立性低血圧が示唆されますが，活動中の失神や仰臥位で休んでいる時の失神は心原性の可能性が非常に高いことがわかります．

　また，内科救急診療指針 2016 では心原性を強く示唆する所見として以下のものをあげています．

表5 心原性失神のリスク因子

リスク因子	内容
年齢	65 歳以上
既往歴	心疾患（うっ血性心不全，不整脈，虚血性心疾患，弁膜症）
家族歴	突然死や遺伝性不整脈
症状	胸痛，背部痛，突発する頭痛，呼吸困難，失神の前駆症状なし
バイタルサインと身体診察	15 分以上持続するバイタルサインの異常 （呼吸数＞24/min，心拍数＞100/min or ＜50/min，収縮期血圧＜90mmHg or ＞160mmHg，SpO_2＜90%） 異常心音，肺野のラ音，神経学的異常，治療を要する外傷
12 誘導心電図	異常あり
その他の検査	ヘマトクリット＜30%（9g/dL 以下という論文もある） BNP＞300pg/mL 心筋特異的トロポニン陽性，D ダイマー陽性，便潜血陽性
臨床医の印象	重症感あり

　表5 より，リスクが高いと判断すれば一次医療機関ではなく，二次医療機関に搬送する必要があります．

Point

- 心原性失神の可能性が高い，もしくは否定できない場合は専門医へ紹介

非心原性失神

　心原性失神の可能性が低ければ，起立性低血圧か反射性失神かを鑑別しにいきます．まず，非心原性失神で多い所見です．

表6 非心原性失神の臨床所見

所見	単変量解析 OR (95% CI)	多変量解析 OR (95% CI)
腹部違和感 (自律神経症状)	8.9 (1-74)	
失神の期間が4年以上	7.7 (3-18)	9.2 (4-25)
吐き気	2.9 (1-8)	6 (1-35)
意識回復時の発汗	2.3 (1-5)	
蒼白	2 (1-4)	
前失神症状あり	2 (1-4)	2.7 (1.1-7)

Alboni P, et al. Diagnostic value of history in patients with syncope with or without heart disease. J Am Coll Cardiol. 2001; 37: 1921-8.

　　非心原性失神では失神前の症状があったり，自律神経症状としての吐き気があったりすることがわかります．また，最初の失神と最後の失神の期間が長く，生命予後が良いことを反映しています（心臓が悪くなれば発作を繰り返しやすいので4年以内に集中しています）．

Point

- 失神の有病期間が長い，自律神経症状，前兆がある場合は非心原性失神の可能性が高い．ただし，一度は専門医に紹介するほうがよい．

　　また，誘因となる長時間の立位（LR + 9），注射などの処置中の発症（LR + 7）などは陽性尤度比が高いので，鑑別に役立ちます．

　　そういった病歴を確認し，Head up tilt 試験（反射性失神の感度80%，特異度90%くらい）を行うことができれば，失神の初期対応はできているのではないかと思います．

原則として

- vital sign の異常，遷延する意識障害は，
  ➡ 救急搬送
- 神経学的異常がある場合は脳血管疾患などを疑い，
  ➡ 救急搬送
- 基礎疾患のある失神，特に心原性失神が疑われる場合は，
  ➡ 救急搬送，もしくは専門医へ紹介

失神のまとめ

意識障害か失神かを確認し，失神であれば心原性失神かどうかをまず考える.

表7 日本の失神の原因別頻度

	原因				
	心原性	反射性 （神経調節性）	起立性 低血圧	非失神	不明
救急	10%	37%	21%		32%
神経内科	15%	22%	7%	14%	43%
循環器内科	52%	17%			25%

日本循環器学会, 他. 失神の診断・治療ガイドライン（2012年改訂版）.
を参考に作成.

表8 失神の予後（失神のない患者と比較しての死亡リスク）

原因	死亡ハザード比
心原性失神	2.01（1.48-2.73）
反射性失神など	1.08（0.88-1.34）
不明	1.32（1.09-1.60）
基礎疾患なし	有意差なし

日本循環器学会, 他. 失神の診断・治療ガイドライン（2012年改訂版）.
を参考に作成.

表9 Head up tilt 試験前

原因	疾患名	有病率
反射性	血管迷走神経性失神	18%（8-37%）
	状況性失神	5%（1-8%）
	頸動脈洞性失神	1%（0-4%）
起立性低血圧		8%（4-10%）
神経疾患性	変性疾患 TIA など	10%（3-32%）
薬剤性失神	降圧薬など	3%（1-7%）
心原性失神	器質性心疾患	4%（1-8%）
	不整脈	14%（4-38%）
不明	器質性障害は少ない	34%（13-41%）

Kapoor WN. Syncope. N Engl J Med. 2000; 343: 1856-62.

表10 失神の分類(Head up tilt 試験導入後)

分類	頻度	内訳
起立性低血圧による失神	15%	原発性自律神経障害
		続発性自律神経障害
		薬剤性
		循環血液減少
反射性失神	30〜40%	血管迷走神経反射
		状況失神
		頸動脈洞症候群
心原性失神	10%	不整脈
		器質的疾患
原因不明	35%	

日本内科学会, 編. 内科救急診療指針 2016. 東京; 総合医学社. を参考に作成.

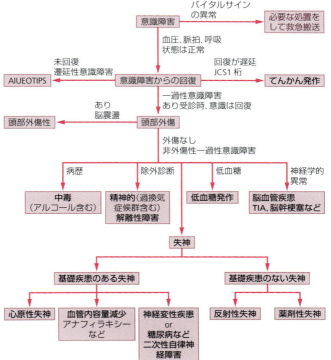

図1 失神診断のフローチャート

Memo

心原性失神かどうかが重要です.

4 盗汗

盗汗（night sweat）は「ひどい寝汗」を意味する用語です．本来は東洋医学で「寝ている間に水分を盗まれる」という意味でつけられました．それほどマイナーな症状ではなく，インフルエンザ罹患中に解熱薬を内服したら，汗をかいて熱が下がったものも含むことがあります．本来は発熱を除く必要がありますが，論文などでは盗汗として書かれます．

Point
- 盗汗の定義は曖昧だが，基本的にはひどい寝汗．
- 悪性リンパ腫の徴候ではない．

この徴候を書こうと考えたのは，大学病院の外来に「盗汗があり，悪性リンパ腫が疑われるので，精査をお願いします」と紹介があり，一部の医師の間で「盗汗＝悪性リンパ腫」と考えられているのではないかと思ったからです．悪性リンパ腫ではなかった（他に所見がなく）のですが，とりあえず盗汗の精査を行い，紹介元にお返ししたことがあります．

盗汗の中には重大な疾患の徴候の1つであることもありますが，多くはよくある病気であることのほうが多く，悪性疾患が多い高齢者でも盗汗の有無で死亡率に有意差は生じないとされています（800名ほどの研究）．

Point
- 盗汗で多いのは閉経，感染症，薬剤性など．
- 悪性腫瘍では血液疾患が多い．

有病率も65歳以上では10％前後（複数の報告があります）と，比較的多い徴候です．肥満があると頻度は増えますし，閉経時期の女性も頻度は多くなります．

盗汗に関しては論文により評価がさまざまなため，尤度比などは出せませんが，盗汗がさまざまな病気で起こり，悪性リンパ腫だけではなく，さまざまな病気を考慮する必要があることだけ記載して終わります．

原則として

- 発熱があれば感染症を疑い，発熱診断のフローチャート（26頁）
  へ．発熱以外の明らかな症状がない場合は結核，感染性心内膜
  炎も考慮し，
  ➡ 対応を決める
- 体重減少，リンパ節腫脹，他の随伴症状がある場合は悪性腫瘍
  などを考慮し，
  ➡ 紹介
- 高血圧，動悸などを伴う場合は体格などを考慮し，
  ➡ 必要に応じて紹介
- その他，フローチャートを見ながら1つずつ確認．

盗汗のまとめ

盗汗の
定義

　　睡眠中に寝間着を取り替えるほどの過剰な汗をかく状
態．発熱，過剰な寝具・室温の上昇があってはならない
とされているが，論文では「発熱」のオッズ比が12.6*
など，発熱も含まれている．また，衣服を交換しなくて
も，睡眠の妨げになる（眼が覚める）寝汗も含まれてい
る．

*Mold JW, et al. Prevalence and predictors of night sweats,
day sweats, and hot flashes in older primary care patients:
an OKPRN study. Am Fam Med. 2004; 2: 391-7. DOI:
10.1370/afm.72.

表1 盗汗の頻度

グループ	頻度	特記事項
65歳以上 （平均80.9歳）	9.7% （91/843）	盗汗の有無で死亡率に差はない[*1]
入院患者　内科	33%	産科を除き30%程度と大きな差はな い[*2]
入院患者　外科	33%	
入院患者　産科	60%	

44　●症候編

表1 盗汗の頻度（つづき）

入院患者　婦人科	27%	
閉経前後　女性	20～46%	日本人が20%と最も少なく，アフリカ系アメリカ人が46%と多い

[*1]Mold JW, et al. The prognostic implications of night sweats in two cohorts of older patients. J Am Board Fam Med. 2010; 23: 97-103.
[*2]Mold JW, et al. Night sweats: a systematic review of the literature. J Am Board Fam Med. 2012; 25: 878-93.

表2 疾患および治療に伴う盗汗の割合（病態，合併症などさまざま）

疾患群	疾患	有病率
閉経		14～80%（日本人は20%）
感染症	結核	6～71%
	HIV	10～84%[*2]
	細菌性肺炎	32%（104/329）
	伝染性単核球症	34%[*3]
	心内膜炎	24%（14/61）
悪性腫瘍	ホジキンリンパ腫	29%
	リンパ腫	25%
	原発性骨髄線維症	21～88%
代謝性疾患，肥満	糖尿病	64%（夜間低血糖）
	肥満	男性13%，女性20%
	睡眠時無呼吸症候群	25～30%
精神疾患	うつ病	21%
	パニック障害	15%
薬剤	SSRI	頻度は各薬剤で確認してください
	NSAIDs	多いとされている薬のみ記載
	性ホルモン関係	
	血糖降下薬	

[*1]Mold JW, et al. Night sweats: a systematic review of the literature. J Am Board Fam Med. 2012; 25: 878-93.
[*2]合併症により頻度はまちまち．
[*3]Lambore S, et al. Acute and chronic symptoms of mononucleosis. J Fam Pract. 1991; 33: 33-7.

重篤・見逃してはならない疾患　盗汗　　　　　　　　　　　　　　Common disease

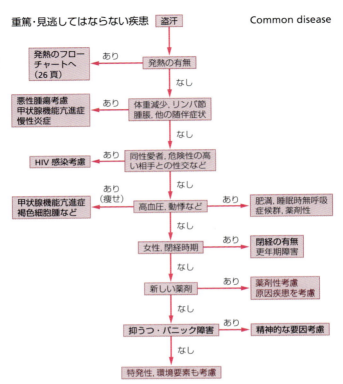

図1 盗汗診断のフローチャート

Memo

盗汗はよくある症状で死亡率に影響しませんが,時に重大疾患が隠れています.

5 咳 (特に慢性咳嗽)

Point
咳を主症状として受診する疾患はいろいろあります。一般には**急性咳嗽 (3週間以内)**, **遷延性咳嗽 (3〜8週間)**, **慢性咳嗽 (8週間以上)** に分けます。

・咳は急性咳嗽，遷延性咳嗽，慢性咳嗽に分けて鑑別する。

急性咳嗽
急性咳嗽の多くは感染症，特に風邪症候群を中心としたウイルス感染になります。風邪症候群の頻度は多いのですが，急性咳嗽が最初に出現した危険な疾患の兆候であることがあり，それを判断することが重要です。急性咳嗽では肺炎・肺塞栓・心不全・間質性肺炎・喘息などの疾患，肺癌などの症状であることを念頭に入れて，鑑別を進めていきます。簡単に書けば**発熱 (上気道症状なし)，血痰，呼吸不全を伴う急性咳嗽は要注意**ということです。

Point
・上気道症状を伴わない発熱，血痰，呼吸不全を伴う急性咳嗽は救急搬送の必要性を考慮する。

慢性咳嗽
ここでは主に**慢性咳嗽**に**焦点**を当てて記載します。
慢性咳嗽の頻度は先に書いておりますが，咳喘息／喘息などが多いとされています。咳喘息は除外診断に近いものですので，まずは喘息の可能性をあげる所見を書い

表1 喘息の臨床症状

症状・所見	感度	特異度	LR＋	LR−
喘鳴	74.7%	87.3%	5.9	0.29
喘鳴＋呼吸困難	65.2%	95.1%	13.3	0.37
夜間呼吸困難	46.2%	96%	11.55	0.56
夜間の咳	49.3%	72.3%	1.8	0.70
慢性咳嗽	21.5%	95.2%	4.48	0.82

Sistek D, et al. Clinical diagnosis of current asthma: predictive value of respiratory symptoms in the SAPALDIA study. Swiss Study on Air Pollution and Lung Diseases in Adults. Eur Respir J. 2001; 17: 214-9.

ていきます.

夜間の呼吸困難や喘鳴の存在が喘息の可能性を大きく上げますが,慢性咳嗽や夜間の呼吸困難がないことは喘息の存在を否定するものではありません.フローチャートに従うと,喘鳴があることは喘息の可能性を高める（心不全や COPD の可能性もあります）ので,それらの検査を行うことになります.

Point

- 喘息の診断には夜間呼吸困難の有無,喘鳴の有無が重要.

次に喀痰の検査が出せるのであれば,それを行います.検査が出せないが,慢性湿性咳嗽がある場合は,問診である程度あたりをつけていくことになります.鼻の症状の有無,咳の出やすい時間などを確認します.

Point

- 喀痰で好中球優位なら副鼻腔気管支症候群が疑われる.
- 喀痰で好酸球優位なら咳喘息やアトピー咳嗽が疑われる.

Point

- 後鼻漏や咳払い,鼻汁がある場合は副鼻腔気管支症候群を念頭におく.
- 夜間,明け方の咳で温度変化でも咳が出やすい場合は,咳喘息を考慮.

GERD

次に GERD（胃食道逆流症）です.欧米では慢性咳嗽の原因としては 5％と報告されていますが,日本の有病率は 10％ともいわれるよくある疾患です.

診断には症状だけでなく,内視鏡も必要ですが,内視鏡検査ができないような場合は問診票などを活用します.僻地医療やクリニックなどでは問診票の利用や PPI テス

表2 GERD 診断に使用される検査の感度・特異度

	感度	特異度	LR +	LR −
QUEST 問診票	92%	19%	1.14	0.42
GERD-Q	65%	71%	2.24	0.49
FSSG	80%	54%	1.74	0.37
PPI テスト	78%	54%	1.70	0.41

日本消化器病学会,編.胃食道逆流症（GERD）診療ガイドライン 2015（改訂第 2版）.2015.p.39.を参考に作成.

トの方がよいと思いますので，その有用性を示します．

問診票は可能性を著しく高めるわけではありませんが，問診で引っかからなかった場合は可能性をかなり低くしてくれるといえます．PPI テストも同様で改善がない場合に GERD の可能性を下げるといってよいと考えます．

Point

- 問診票やPPIテストは陰性であればGERDの可能性を下げる．

感染後の遷延する咳で喘鳴もなく，問診票の項目も引っかからない場合は感染後咳嗽として対症療法を 2 週間行います．

Point

- 遷延性咳嗽が多いが，感染後の咳が続く場合は対症療法（リン酸コデインなどによる鎮咳）を行う．

咳喘息　　それで改善しない場合は咳喘息の可能性を考慮します．咳喘息とアトピー咳嗽の違いは気管支拡張剤吸入による反応性ですが，ピークフローなどを評価できるものがなければ，治療はともに吸入ステロイドを基本としますので，その反応をみるというのもありだと考えます．どこかで確認はするほうがよいと思われますが．

COPD　　慢性閉塞性肺疾患（COPD）に関しては 40 歳以上の喫煙者であるかの確認からになります．40 歳以上の有病率は 8.6％とされ，喫煙者が 90％以上，非喫煙者では 5％程度といわれています．慢性の咳，運動時の息切れ，喘鳴が時々起こるなどが症状とされていますが，喘息のように日内変動が多くないことも特徴とされています．

Point

- COPDは40歳以上の喫煙者で慢性咳嗽があれば，まず考える．
- 他の疾患の除外は重要．

風邪が治らないという訴えの中に COPD が一定頻度で紛れているといわれますので，慢性咳嗽の鑑別としては重要だと思います．

50 ● 症候編

原則として

- 慢性咳嗽の初期対応を行っても改善がない場合は，器質的な疾患（肺癌や結核など）を，
  ➡ 除外するための検査ができる病院へ紹介
- COPDが疑われる場合は初回の診断や重症度，初期治療は重要なので，
  ➡ 専門医に一度紹介

咳のまとめ

咳嗽には自然軽快するかぜ症候群から生命に関わる肺炎・肺癌などもあるので，鑑別を継続的に行う必要がある．

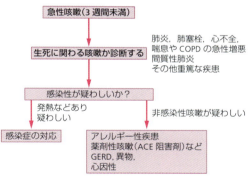

図1 急性咳嗽の診断フローチャート

Point

- 遷延性咳嗽（3〜8週間）
- 急性咳嗽の原因（感染性が多い）と慢性咳嗽の移行期

表3 慢性咳嗽（8週間以上）の種類

原因疾患	日本の頻度
咳喘息/喘息	54%
胃食道逆流症（GERD）	5%*
慢性閉塞性肺疾患（COPD）	15%
感染後咳嗽	11%
副鼻腔気管支症候群*[2]	7%
不明	9%

*消化器内科領域では有病率10%とされている.
*[2] 診断基準別示

Yamazaki A, et al. Cough and asthma diagnosis: physicians' diagnosis and treatment of patients complaining of acute, subacute and chronic cough in rural area of Japan. Int J Gen Med. 2010; 3; 101-7.(エビデンスレベルIVb)

表4 副鼻腔気管支症候群の診断基準

1. 呼吸困難発作を伴わない咳嗽（しばしば湿性）が8週間以上継続
2. 以下の3つの所見のうち，1つ以上を認める
   (1) 後鼻漏，鼻汁および咳払いといった副鼻腔炎に伴う自覚症状
   (2) 上咽頭や中咽頭における粘液性ないし粘液膿性の分泌物（後鼻漏）の存在ないし cobblestone appearance といった副鼻腔炎に伴う他覚所見，
   (3) 副鼻腔炎を示唆する画像所見
3. 14ないし15員環マクロライド系抗菌薬や去痰薬が有効

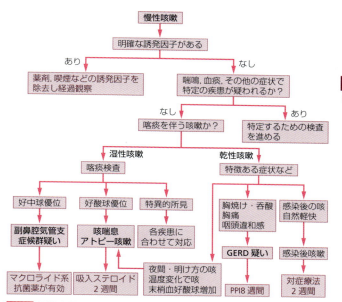

図2 慢性咳嗽診断のフローチャート

Memo

まず急性か慢性かを確認し、重篤な疾患・重大な疾患の徴候でないことを確認しましょう。

5 咳

6 呼吸困難

呼吸困難は主観的に「息苦しい」と感じることと定義されています．仮に呼吸数が増えて SpO_2 90％以上であったとしても，呼吸努力が大きいので「呼吸困難」を示すわけです．

Point

- 呼吸困難はあくまで主観的なもの．
- 呼吸努力が大きい場合は呼吸困難を訴える．

救急外来の特徴

内科救急診療指針 2016 では vital 評価，緊張性気胸の評価を行い，病歴聴取や診察から疾患を類推し，検査を行うように示されています．

呼吸困難を主訴とする患者は救急外来などでは心不全，COPD，肺炎，心筋梗塞，喘息などが多く，一般外来では急性気管支炎をはじめとした感染症が多いとされています．感染症は一過性の呼吸困難のため，慢性呼吸困難を示す患者は少数です．そのため，救急外来を受診した慢性呼吸困難患者は心疾患，COPD，喘息が多いとされています．

Point

- 救急外来では心不全やCOPD，肺炎，喘息などが多い．
- 一般外来では感染症が多い．

原因疾患の鑑別

呼吸困難を訴える患者を分けるのに，急性か慢性かは大きな要素になります．

表1 の疾患を鑑別するにあたり，最初に急性発症か，慢性の経過があるのかを確認すると対応しやすくなります．基本的に急性の経過（突然発症含む）や安静時に新規発症したもの，胸痛を伴うものは重篤なものが多いので，二次救急医療機関以上に搬送する必要があります（日本内科学会．内科救急診療指針 2016．東京：総合医学社 2016．Am Fam Physician. 2003; 68: 1803-10）．

54 ● 症候編

表1 救急診療における呼吸困難の鑑別診断

突然発症

胸痛あり	気胸（緊張性気胸），肺塞栓，急性冠症候群，大動脈解離
胸痛なし	異物による窒息，気道分泌物による閉塞，無気肺

急性〜亜急性（慢性疾患の急性増悪含む）

心不全徴候あり	心原性肺水腫，肺高血圧
感染徴候あり	気管支炎，肺炎，気道感染が誘因の喘息発作 / COPD 増悪，ARDS，感染性心内膜炎，心筋炎など
呼吸器疾患あり	喘息発作，COPD 増悪，間質性肺炎増悪など
上気道閉塞	急性喉頭蓋炎，上気道の機能的閉塞など
過換気＋アシデミア	代謝性アシドーシスを呈する疾患，薬物など
神経疾患	呼吸筋低下による換気不全
過換気＋手足，唇の痺れ・テタニー	過換気症候群

発症した状況・背景

術後・長期臥床	肺塞栓
造影剤など薬物投与，虫刺症など	アナフィラキシー
重症感染症	ARDS
強制栄養	乳酸アシドーシス
膠原病	間質性肺炎，日和見感染

日本内科学会，他，編．内科救急診療指針 2016．東京: 総合医学社．2016; p.41. を参考に作成．

Point

- 急性の経過，安静時の新規発症，胸痛を伴うものは救急搬送．

急性の場合　急性の経過で発熱があれば，肺炎などの感染症をまず考えます．肺塞栓の 20% に発熱を認めるという報告もあるので，突然発症で肺塞栓を疑うのであれば，鑑別に含みます．

Point
- 呼吸困難＋発熱は肺炎を疑い精査，状況により救急搬送．
- 肺塞栓も発熱することがあり，突然発症は肺塞栓を疑い救急搬送．

次に胸痛がある（あった）かないかを考えると，胸痛の鑑別を進めればよいことになります．心血管系の痛み（呼吸と無関係）か，胸膜系の痛み（呼吸と関連）かで鑑別を進めることになります．

Point
- 呼吸と無関係の胸痛がある呼吸困難は心筋梗塞を疑い救急搬送．
- 呼吸と関係がある痛みは胸膜炎や気胸を疑い，精査する．

胸痛がなければ喘鳴の有無で分けます．上気道狭窄ならば stridor が，下気道狭窄ならば wheeze が聞こえます．あとは**アレルゲンの投与や皮疹などからアナフィラキシーを疑うか，喘息などを疑うかという形になります．**

Point
- アナフィラキシーは24時間の経過観察が必要．
- 初期対応後は救急搬送も考慮，対応できなければ救急搬送．

急性の呼吸困難は基本的に診療所などで対応するのは困難ですので，慢性呼吸困難を鑑別することを中心に記載します．

感染を除き，**慢性呼吸困難を引き起こす 3 大疾患は「心不全」「COPD」「喘息」です．**最初に心不全を鑑別します．

Point
- 慢性呼吸困難の原因は慢性心不全，COPD，喘息の3疾患．

慢性の場合

心不全による呼吸困難を上昇させる因子がいくつか報告されています．

この中で**心疾患の既往は陽性尤度比 5.8 と高い**上に，陰性尤度比も 0.5 未満であり非常に重要な情報になります．夜間呼吸困難がないことは可能性を下げる因子ですが，陰性尤度比 0.70 というデータからは否定できるほどではないです．あれば慢性心不全の可能性を高めます．

表2 呼吸困難の原因が慢性心不全である尤度比

項目	感度	特異度	LR＋	LR－
心疾患の既往			5.8	0.45
発作性夜間呼吸困難	41%	84%	2.6	0.70
起座呼吸	50%	77%	2.2	0.68
S3 ギャロップ	13%	99%	11	
頸静脈怒張を認める	39%	92%	34	
胸部単純写真上の肺うっ血	54%	96%	12.0	0.48
心房細動			3.8	
浮腫	50%	78%	2.3	0.64
労作時呼吸困難	84%	34%	1.3	0.48
ラ音（Crackles）	60%	78%	2.8	0.51
胸部単純写真で心拡大	74%	78%	3.3	0.33
心電図異常				0.64
BNP > 100pg/mL	87%	66%	2.7	0.11

Zoorob RJ. Acute dyspnea in the office. JAMA. 2005; 294: 1944-56.
Wang CS, et al. Does this dyspneic patient in the emergency department have congestive heart failure? Am Fam Physician. 2012; 86: 173-80.

Point

- 心疾患の既往，心音の異常，頸静脈怒張，肺うっ血の所見は心不全を示唆する．

　　　診察や問診からではありませんが，BNP が 100pg/mL 未満の場合は心不全による呼吸困難ではないといえます．上のような情報から心不全かどうかを判断します．なお COPD の患者では心負荷が増大するため，心不全のリスクが上がります．COPD に心不全を併発することは念頭におく必要があります．

　　　次に COPD が原因かどうかです．COPD は患者の90％以上が喫煙歴をもつことは有名です．ブリンクマン指数（BI）が 400 の喫煙歴で 19％，BI 1200 の喫煙歴では 70％が COPD といわれますが，この間の800 という数値が意味をもつとされています．

Point

- COPDの既往があるか．
- 長期の喫煙歴があり，BIが800を超えるか．

表3 COPD による慢性呼吸困難である確率を上げる因子

項目	LR +
ブリンクマン指数 800 以上	19.1
COPD を疑い診察した際に, 低音性連続性ラ音（Rhonchi）を認める	8.0
COPD を疑った際に, 身体所見で呼吸音が減弱*	3.7
COPD を疑った際に, 身体所見で Wheeze を聴取	3.2

Wahls SA. Causes and evaluation of chronic dyspnea. Am Fam Physician. 2012; 86: 173-80.
*深吸気では減弱するが, 普通の呼吸では強く聞こえるとするものもある.

　　　この喫煙歴の確認がスタートラインで, 他の身体所見を確認していきます. 日本のガイドラインでは 40 歳以上を基準としていますが, 20 〜 40 本× 20 年という感覚だと思います.

　　　COPD と鑑別は身体所見では難しいものの 1 つが喘息です. 喘息は基本的に間欠的な発作を起こす疾患ですので, 慢性的に症状が出る COPD とは異なるものですが, **共に気流制限による症状なので身体所見では難しい**と思います.

表4 18 〜 60 歳の呼吸器症状を持つ患者で喘息の可能性を上げる因子

	感度	特異度	LR +	LR −
Wheeze	74.7%	87.3%	5.88	0.29
Wheeze と呼吸困難	65.2%	95.1%	13.30	0.37
風邪を伴わない Wheeze	59.8%	93.6%	9.34	0.43
夜間胸部圧迫感	49.3%	86.4%	3.50	0.59
安静時呼吸困難	47.1%	94.9%	9.23	0.56
労作時呼吸困難	69.3%	75.7%	2.88	0.41
夜間呼吸困難	46.2%	96.0%	11.55	0.56
夜間咳嗽	49.3%	72.3%	1.78	0.82
慢性咳嗽	21.5%	95.2%	4.48	0.83

Sistek D, et al. Clinical diagnosis of current asthma: predictive value of respiratory symptoms in the SAPALDIA study. Swiss Study on Air Pollution and Lung Diseases in Adults. Eur Respir J. 2001; 17: 214-19.

喘息で慢性咳嗽（欧米の論文だと 8 週間以上）の頻度が少ないのは COPD と異なり，発作性であるからです．陽性尤度比が 5 以上で，陰性尤度比が 0.5 未満である Wheeze の有無は重要ということがわかります．

ただ，Wheeze がなくても喘息の可能性が 25％くらいあるということがわかります．

喘鳴がない場合，胸水や間質性肺炎などの慢性的な肺炎を念頭におく必要があります．間質性肺炎に COPD を合併した場合は 1 秒率が下がらないこともありますので，注意が必要です．

慢性呼吸不全で咳嗽がない場合，神経疾患や貧血・肺高血圧症などを念頭において精査していきます．

6
呼吸困難

･･････････ **原則として** ･･････････

- 急性の呼吸困難か，慢性の呼吸困難かを確認する．
- 急性の呼吸困難で胸痛，発熱があれば肺炎や心疾患を念頭に，
  ➡ 救急搬送
- 基本的に急性の呼吸困難は，
  ➡ 救急搬送を考慮
- 慢性の呼吸困難では心疾患の有無，心不全の既往を確認し，慢性心不全の急性増悪などの場合は，
  ➡ 救急搬送
- 心不全でない場合，発熱があれば感染症の可能性を，発熱がなく咳嗽がある場合は喘息，COPD，を考慮し対応．COPD は初診であれば紹介する．
- いずれの所見もなければ神経疾患，貧血，肺高血圧などを疑い，
  ➡ 精査，紹介を行う．

---

6 呼吸困難 ● 59

呼吸困難のまとめ

呼吸困難 | 有病率は 3 〜 9％と幅がある．救急の主訴としては 5 〜 25％程度の頻度．

表5 呼吸困難の状況別頻度

救急車・ドクターカーなど	救急外来	一般外来
心不全（15 〜 16％）	COPD（16.5％）	急性気管支炎（24.7％）
肺炎（10 〜 18％）	心不全（16.1％）	急性上気道感染（9.7％）
COPD（13％）	肺炎（8.8％）	その他の気道感染（6.5％）
喘息（5 〜 6％）	心筋梗塞（5.3％）	喘息（5.4％）
急性冠症候群（3 〜 4％）	心房細動，心房粗動（4.9％）	COPD（5.4％）
肺塞栓（2％）	悪性腫瘍（3.3％）	心不全（5.4％）
肺癌（1 〜 2％）	肺塞栓（3.3％）	高血圧（4.3％）

Berliner D, et al. The differential diagnosis of dyspnea. Dtsch Arztebl Int. 2016; 113: 834-45.

表6 救急外来を受診した慢性呼吸困難患者の内訳（自己申告）

疾患	頻度
心疾患	38.9％（165/424）
COPD	28.5％（121/424）
喘息	12.7％（54/424）
腫瘍関連	9.9％（42/424）
その他	9.9％（42/424）

Hutchinson A, et al. Breathlessness and presentation to the emergency department: a survey and clinical record review. BMC Pulmonary Medicine. 2017; 17: 53.

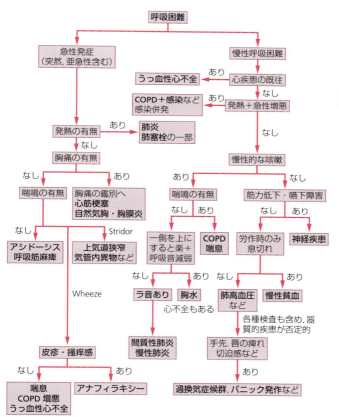

図1 呼吸困難診断のフローチャート

Memo

呼吸困難も急性と慢性に分けますが,慢性疾患の急性増悪も多いので問診は大事です.

7 浮腫

浮腫はよくある徴候の1つですが，多くの場合は静脈機能不全（静脈弁機能不全，静脈瘤主体．筋力低下も含む）です．日本のデータではありませんが，primary care 領域では 70％は静脈機能不全といわれています．その一方で重篤な疾患の兆候の1つであることがあります．たとえば心不全，腎不全，肝不全などです．

Point
- 基礎疾患がない浮腫を訴える患者の多くは静脈機能不全．
- 基礎疾患がある場合は心不全，腎不全，肝不全などを考える．

片側性浮腫

片側性であれば解剖学的な異常を考慮します．**片側性浮腫のなかで「急性浮腫」であれば，ほとんどは深部静脈血栓症（DVT）**だといわれますが，時には蜂窩織炎やベーカー嚢胞の破裂，横紋筋融解なども鑑別に上げる必要があります．蜂窩織炎とDVTの鑑別は，**熱感・発赤を蜂窩織炎**で認めるのに対し，**DVTは冷感・蒼白が基本**とされています．しかし，0〜15％で両者が並存しているという報告もあります（Journal of Thrombosis and Haemostasis. 2002; 1: 867-8）．片側性・慢性浮腫であれば解剖学的な異常（血栓，腫瘍などによる閉塞）を念頭に精査を行いますが，明らかな異常が見つからないこともあります．

Point
- 片側性の急性浮腫はDVTを疑う．
- ただし，熱感・発赤がある場合は蜂窩織炎を疑う．

日本の肺血栓塞栓症／深部静脈血栓症（静脈血栓塞栓症）予防ガイドライン（DVTガイドライン）の発症率は手術を前提に記載されていますので，ここではリスク因子のみ紹介します．

日本の報告では静脈血栓のリスク因子と発症部位は以下のようになっています．

7 浮腫 ● 63

表1 VTE の付加的な危険因子の強度

危険因子の強度	危険因子
弱い	肥満 エストロゲン治療 下肢静脈瘤
中等度	高齢 長期臥床 うっ血性心不全 呼吸不全 悪性疾患 中心静脈カテーテル留置 癌化学療法 重症感染症
強い	静脈血栓塞栓症の既往 血栓性素因 下肢麻痺 ギプスによる下肢固定

血栓性素因: アンチトロンビン欠乏症, プロテイン C 欠乏症,
プロテイン S 欠乏症, 抗リン脂質固体症候群など
日本循環器学会, 他. 肺血栓塞栓症および深部静脈血栓症の診断,
治療, 予防に関するガイドライン(2017 年改訂版). 2017. p.70.
http://www.j-circ.or.jp/guideline/pdf/JCS2017_ito_
h.pdf(4 月 9 日閲覧)

表2 深部静脈血栓症のリスク因子と頻度

リスク因子	頻度
外科手術	38.2%
悪性腫瘍	16.5%
長期臥床	12.5%
外傷	3.4%

佐戸川弘之, 他. 深部静脈血栓症症例と静脈血栓塞栓症の予防についてのアンケート調査: 一本邦における静脈疾患に関するサーベイ XIII 一日本静脈学会静脈疾患サーベイ委員会報告. 静脈学. 2012; 2: 271-81.

表3 下肢静脈血栓症の部位別頻度

部位	頻度	特記事項
中枢 (膝窩より近位)	52.2% (567 例)	うち 33.2% (188 例) は末梢病変あり
末梢 (下腿)	47.8% (519 例)	両側が 22.9% (119 例)

佐戸川弘之, 他. 深部静脈血栓症症例と静脈血栓塞栓症の予防についてのアンケート調査: 一本邦における静脈疾患に関するサーベイ XIII 一日本静脈学会静脈疾患サーベイ委員会報告. 静脈学. 2012; 2: 271-81.

Point

- リスク因子がある患者の急性浮腫はDVTも念頭におく.
- なお, 末梢性のDVTでは両側性も20%ほど存在する.

血液内科医として言いたいことは，日本人の1%くらいは遺伝的に血栓症を起こしやすい方がいますので，血栓症の既往は重要です．DVTの診断はDダイマー検査と超音波で進めていきますが，ここでは割愛します．

Point

- 若年者の血栓症既往は遺伝的素因を持っている可能性がある．

両側性浮腫

ポイントになるのは両側性浮腫です．72時間以内に急速に生じた両側浮腫は，重篤な疾患の可能性が比較的高いので，二次医療機関への搬送を考慮する必要があります．病歴，診察，その他で心不全や腎不全などの可能性を潰していきます．

Point

- 72時間以内に発症した両側性浮腫は重篤な疾患の可能性があり，精査して専門医に紹介．

一方，慢性両側性浮腫であれば，70%は生命に関わらない静脈機能不全ですが，他の疾患を否定する必要があります．

基礎疾患が既にある，もしくは他の徴候（発熱・呼吸困難など）から全身性疾患が疑われる場合は，その精査を行い，治療もしくは搬送・紹介をします．
次に考えるべきことは特発性浮腫の診断基準を満たすかどうかです．特発性浮腫は女性に多く，朝晩の体重差が1.4kg以上あるとされています．

特発性浮腫の特徴

- ほとんどが初潮～閉経までの女性．
- 浮腫の出現は間欠的・周期的だが，月経周期とは無関係．
- 浮腫は立位で増悪し，朝夕の体重差が1.4kg以上．
- 感情的，精神的に不安定でうつ状態になりやすい．
- しばしば体重増加に対する強迫観念が見られる．

その後は圧痕の回復時間からアルブミンが足りない可能性が高いのか，静水圧上昇や血管透過性亢進の可能性が高いかを判断します．圧痕が早く戻る場合は，アルブミンが不足しており，水分を血管内に維持できないことが示唆されます．この場合は肝不全やネフローゼを念頭

に検査を行い，必要な病院へ紹介・搬送します．

Point

- 10秒圧迫後の圧痕の回復が早い場合，低アルブミン血症の可能性が高い．

　一方，回復時間が遅い場合は心血管疾患や薬剤性の可能性が高くなります．最初に薬剤性でよく浮腫を起こす「カルシウム拮抗薬」「ACE阻害剤」を使用している高血圧の患者などを確認します．また，ステロイド剤は鉱質コルチコイド作用があれば浮腫をきたしうるため，原因の1つに考慮します．

Point

- 圧痕の回復が遅い場合は心不全，腎不全のほか薬剤性も考慮．

　次に行うべきことは心疾患を示唆する所見があるかです．弁膜症や肺高血圧，心不全などの可能性があれば，そちらの精査を依頼します．採血でわかるBNPも僕は利用しています（病院なら）．

　それらを否定できれば静脈機能不全の可能性が高くなります．静脈瘤などがあればわかりやすいですが，わからない場合は静脈血栓の否定と弁機能不全（逆流の有無）を確認するために下肢血管エコーを行うとよいと考えます．

　下腿浮腫で紹介するとすれば，中枢性DVT（肺塞栓の可能性を考慮），心不全，腎不全，ネフローゼ症候群などの全身疾患などですので，これらの鑑別を進めながら適切な医療機関へ紹介すればよいと思います．

原則として

- 急性の両側性浮腫は心不全，腎不全などを考慮し，
  ➡ 二次医療機関へ紹介
- 慢性の浮腫の場合，体重減少を含む全身症状や骨盤内の腫瘤性疾患の可能性を考慮し，
  ➡ 精査する．
- 慢性浮腫でも圧迫後の回復時間が早い場合は，低アルブミンを伴う基礎疾患を考え，
  ➡ 専門医に紹介（肝不全，ネフローゼ）
- 心疾患の可能性がある場合は，
  ➡ 一度は専門医に紹介

浮腫のまとめ

浮腫の 7 割は静脈機能不全だが，急性浮腫は重篤なものも多いので注意.

表4 プライマリケア領域における慢性両下腿浮腫の鑑別

原因	頻度
静脈機能不全（静脈うっ血，静脈瘤）	71%
うっ血性心不全	18%
ネフローゼ症候群	13%
リンパ浮腫	2%
肺高血圧症	2%
肺性心	2%
低アルブミン血症	2%
NSAIDs or ステロイド剤使用	2%
睡眠時無呼吸症候群	2%
肥満	2%
原因不明	7%

Total が 100%を超えるのは複数の原因が重なっている患者がいるため
Mockler J, et al. Clinical inquiries. What is the differential diagnosis of chronic leg edema in primary care?. The J Family Practice. 2008; 57: 188-9.

50 歳未満: ほとんどが特発性浮腫
急性下腿浮腫（72 時間未満）: 片側性ならば DVT が多い

Ely JW, et al. Approach to leg edema of unclear etiology. J Am Board Fam Med. 2006; 19: 148-60.

表5 10 秒圧迫後の変化

圧痕が残る	回復時間＜ 40 秒	低アルブミンによる浮腫*
	回復時間＞ 40 秒	静水圧上昇，血管透過性亢進による浮腫[*2]
圧痕が残らない		非圧痕性浮腫

*低栄養，肝硬変，ネフローゼ症候群，悪性腫瘍など.
[*2] 心不全, 腎不全, 妊娠, アナフィラキシー, RS3PE 症候群, 薬剤性など.

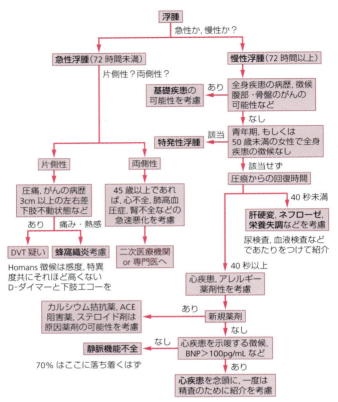

図1 浮腫診断のフローチャート

Memo

急性両側性浮腫と基礎疾患がある場合は注意!

8 頭痛

頭痛は頭痛診療ガイドラインによると日本人の約4000万人が慢性頭痛をもつとされています．その全てが受診するわけではありませんが，よく見る症状の1つです．

一般外来で見る頭痛の90％は一次性頭痛（片頭痛，緊張型頭痛，群発頭痛・三叉神経痛）とされていますが，救急では二次性頭痛が多くなります．

一次性頭痛

一般外来で見る頭痛の多くは一次性頭痛ですが，ここでのポイントは片頭痛か緊張型頭痛かという話になります．片頭痛は症状が強いですが，特効薬がありますので，きちんと診断する価値が高いです．頭痛診療ガイドラインでは 図1 のようなアルゴリズムがあります．

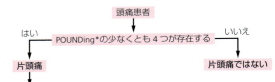

図1 頭痛診療のアルゴリズム
日本神経学会，日本頭痛学会，監修．片頭痛との違いの見方．慢性頭痛の診療ガイドライン2013．2013．p.25．Detsky ME, McDonald DR, Baerlocher MO, et al. Does this patient with headache have a migraine or need neuroimaging? JAMA. 2006; 296: 1274-83.
*POUNDing: Pulsating（拍動性），duration of 4-72 hOurs（4～72時間の持続），Unilateral（片側性），Nausea（悪心），Disabling（生活支障度が高い）．

POUNDingと書かれていますが，**POUND症状のうち4つ以上あると片頭痛のLR＋が24であり，診断がほぼ確定**するといわれています．
- Pulsatile（P）：痛みが拍動性か？
- Hour（O）：痛みの持続時間は4～72時間
- Unilateral（U）：痛みは片側性か
- Nausea（N）：悪心，嘔吐はあるか
- Disability（D）：日常生活に支障があるか

表1 POUND 症状における片頭痛の尤度比

POUND の症状の数	LR +
1〜2	0.41
3	3.5
4〜5	24

Point

- POUND症状の4つ以上あれば片頭痛の可能性がかなり高い.
- 1〜2個ではLR＋0.4と確率は下がる.

他に緊張型頭痛と片頭痛で症状の違いをみると **表2** のようになっています.

表2 片頭痛の特徴と尤度比（緊張性頭痛との比較）

症状	感度	特異度	LR +	LR −
吐き気	82%	96%	23.2	0.19
光過敏	79%	87%	6.0	0.24
音過敏	67%	87%	5.2	0.38
身体活動による悪化	81%	78%	3.7	0.24
片側性	66%	78%	3.1	0.43
拍動性	76%	77%	3.3	0.32
持続時間 4h 未満	26%	51%	0.52	1.5
持続時間　4〜24h	57%	67%	1.7	0.64
持続時間 24〜72h	13%	91%	1.4	0.96

Smetana GW. The diagnostic value of historical features in primary headache syndromes: a comprehensive review. Arch Intern Med. 2000; 160: 2729-37.

この **表2** でもわかると思いますが, **片側性の感度はそれほど高くありません**. 頭痛の持続時間（72 時間まで）は緊張型頭痛との鑑別にはあまり役立たないこともわかっています.

Point

- 慢性頭痛（片頭痛と緊張型頭痛）の鑑別で「吐き気の有無」「光, 音過敏などの誘発因子」などは可能性が高まる.
- ただし, 急速に悪化する吐き気を伴う頭痛は脳出血などを考慮.

表3 一般的な一次性頭痛の痛みの持続時間

痛みの持続時間	
30分～1週間	緊張型頭痛（漠然と数日続く，毎日痛い）
15分～3時間	群発頭痛
4時間～72時間	片頭痛（4～24時間が多い）

　　　　そのため POUND を満たせばほぼ間違いなく片頭痛と診断し，それ以外のものは日常生活に支障があるか，吐き気はあるか……で鑑別を進め，どのくらいの間隔で頭痛がくるかで分けると効率がよいと思われます．片頭痛は 15 日以下の頻度で頭痛が起きるとされていますが，連日で起きることは稀です．多くても週に何回かで，間が空くことが多く，緊張型頭痛では数日続くことが多いとされています．

Point

- 片頭痛は連日起きることは稀．
- 緊張型頭痛は連日頭が重いなどという訴えは多い．

　　　　群発頭痛は稀な一次性頭痛ですが，20 ～ 40 歳の男性に多く，発作が定期的に起きるほか，アルコールやニトログリセリンなどで誘発されるという特徴があります．診断基準を示します．

表4 群発頭痛の診断基準（国際頭痛分類第3版）

A. B～D を満たす発作が 5 回以上ある
B. 頭痛発作の持続時間は 4 ～ 72 時間（未治療もしくは治療が無効の場合）
C. 頭痛は以下の 4 つの特徴の少なくとも 2 項目を満たす
　　1. 片側性
　　2. 拍動性
　　3. 中等度～重度の頭痛
　　4. 日常的な動作(歩行や階段昇降など)により頭痛が増悪する，あるいは頭痛のために日常的な動作を避ける
D. 頭痛発作中に少なくとも以下の 1 項目を満たす
　　1. 悪心または嘔吐（あるいはその両方）
　　2. 光過敏および音過敏
E. ほかに最適な ICHD-3 の診断がない

Olesen J, et al. The international classification of headache disorders, 3rd edition. Cephalalgia. 2018; 38: 1-211. 日本頭痛学会・国際頭痛分類委員会，訳．国際頭痛分類第 3 版．東京: 医学書院．2018. p.29 を参考に作成．

群発頭痛は緑内障やくも膜下出血（SAH），脳腫瘍などとの鑑別が重要とされており，初回は2次医療機関にお願いしたほうがよいかもしれません.

群発頭痛は睡眠中の発作が多く（睡眠障害を起こす頭痛の鑑別は脳腫瘍），結膜充血を伴う眼窩の頭痛（緑内障との鑑別），縮瞳や眼瞼下垂（神経症状の可能性），重度の頭痛（初回発作は今まで経験したことのない頭痛になるはず）ですので，群発頭痛かもと思っても画像診断などを行うことは重要だからです（群発頭痛が重篤な頭痛である可能性の陽性尤度比は11です）.

Point

- 群発頭痛の鑑別で重要なものはSAH，脳腫瘍，緑内障.
- 鑑別に重篤なものが多いので，初回発作は緊急搬送，もしくは紹介する.

二次性頭痛

次に救急外来などで遭遇する二次性頭痛ですが，定義は「原因を除去すると3カ月以内に頭痛が改善，消失するもの」とされています.

「一次医療機関」で対応できるかどうかを判断するのであれば，慢性頭痛の診療ガイドライン2013に記載されているものを認識しておけばよいと思われます.

二次性頭痛を疑う9つの兆候は以下のものです.

Point

❶ 突然発症の頭痛（SAHなど）
❷ 今まで経験したことのない頭痛（慢性頭痛ではなさそう）
❸ いつもと様子が異なる頭痛（頭痛のパターン変化，慢性頭痛ではない）
❹ 頻度と程度が増していく頭痛（悪化傾向のある頭痛）
❺ 50歳以降に発症した頭痛（一次性頭痛は40歳までが多い）
❻ 神経脱落症状を認める頭痛（中枢神経が関与している可能性）
❼ がんや免疫不全の病態がある患者の頭痛（がん患者は転移性脳腫瘍を疑う）
❽ 精神症状を有する患者の頭痛（中枢神経系の関与）
❾ 発熱，項部硬直，髄膜刺激兆候を認める頭痛

二次性頭痛のうち，診断の遅れが死亡に直結しやすい「SAH」「脳腫瘍」「髄膜炎」に焦点を当てて，身体所見の尤度比などを記載します.

SAH を疑う一番のきっかけは**突然の激しい頭痛**です．ただ，人生で最も強い頭痛といった患者すべてが SAH ではありません．頻度としては救急外来で**「人生で最悪の頭痛」といった患者さんの 12% が SAH** だったそうです．しかし，SAH と診断された患者で**「人生で最悪の頭痛」といった患者さんが 99.2%** と報告されています．すなわち，感度 12%，特異度 99.2% です．陽性尤度比を出すと 15.0 になります．この単語は口にしたら SAH の確率は 15 倍にもなるわけです．

Point

- 人生最悪の頭痛：SAHの陽性尤度比15.0

他に症状として 表5 のような頻度と書かれています．

表5 SAH の症状と頻度

症状	頻度
頭痛	90%
突然の激しい頭痛（雷鳴痛）	82.4%
項部硬直	75%
意識状態変化	60%
昏迷，昏睡	27%

Scott DC, et al, ed. 考える技術 臨床的思考を分析する第 3 版. 東京: 日経 BP 社. 2015.

SAH と診断を確定させるためには CT などの画像診断や腰椎穿刺をせざるを得ませんが，確率が低いという判断はできます．

表6 SAH 除外診断 rule の感度・特異度

	感度	特異度	LR +	LR −
Rule 1	98.5	27.6	1.36	0.054
Ottawa rule	100	15.3	1.17	0.024

Perry JJ, et al. Clinical decision rules to rule out subarachnoid hemorrhage for acute headache. JAMA. 2013; 310: 1248-55.

- Rule 1　40歳以上，項部硬直 or 頚部痛，意識消失が認識されている，労作時に発症の4つのうちいずれか1つ.
- Ottawa rule　上記に加えて，突然発症の激しい頭痛（雷鳴痛），頚部屈曲制限の1つがある.

Point

- Rule 1の40歳以上，項部硬直・頚部痛の有無，意識消失の認識，労作時に発症の4つはSAHを疑ったら必ず確認.

　　上記の**全てを満たさない場合は，SAHの可能性は低い**といえます．逆に40歳以上はSAHの可能性は常にあるともいえますので，**40歳以上の一次性頭痛ではない激しい頭痛はCTができる施設へ搬送**する必要があります.

　　髄膜炎は**発熱と頭痛，項部硬直などの髄膜刺激兆候を特徴**とします．その頻度は以下のようにいわれています.

表7 髄膜炎の症状と頻度

症状など	頻度
頭痛	87%（544/626）
吐き気，嘔吐	74%（449/610）
項部硬直	83%（569/685）
皮疹	26%（176/683）
38℃以上の発熱	77%（522/678）
GCS 14点以下（意識障害）	69%（477/696）
発熱，項部硬直，意識障害がすべてある	44%（305/696）
Focalな神経的所見	33%（23/696）

van de Beek D, et al. Clinical features and prognostic factors in adults with bacterial meningitis. N Engl J Med. 2004; 351: 1849-59.

　　発熱，項部硬直，意識障害の古典的3徴は44%と少なく（他の報告でも50%まで），揃うまで待っていては出遅れてしまいます．一方で**頭痛，発熱，項部硬直，意識障害の4つのうち2つ以上をもつ確率は95%**とされています．とりあえず2つ以上あった場合は髄膜炎と考えて対応するほうがよいと考えます．もちろん，風邪などウイルス疾患に伴う頭痛が疑える他の所見（鼻汁

や咽頭痛，咳嗽など．細菌感染は症状を呈する臓器は1
カ所）があれば別です．

Point

・頭痛，発熱，項部硬直，意識障害の2つ以上（上気道症状はない）が存在する場合，髄膜炎を疑い対応する．

　　　項部硬直/Kernig 徴候/Brudzinski 徴候/Jolt accentuation の感度，特異度がいまだに定まったものがなさそうで，ここでは示しませんが，Kernig 徴候 /Brudzinski 徴候は特異度が高いので，この2つの所見がとれたら髄膜炎の可能性が高いです．Jolt も感度が100％とする論文もあれば感度が6％まで下がるものもあるので，Jolt がなければ髄膜炎ではないとはいえません．

Point

・身体所見でKernig徴候/Brudzinski徴候はあれば髄膜炎の可能性が高い．

　　　脳腫瘍ですが，頭痛は48％の患者にしか認められず，朝に増悪して悪心を伴う教科書的な頭痛をもつ患者は17％という報告があります．ただし，悪性腫瘍の病歴がある患者が新規に頭痛を発症した時の，転移性脳腫瘍である陽性尤度比は2.02で，進行性の頭痛も脳腫瘍・脳出血の可能性を高めます．

Point

・悪性腫瘍の病歴がある患者の新規の頭痛は，転移性脳腫瘍を考える．

　　　最後に画像所見（脳 CT/MRI）で異常所見が出る頻度が高い徴候を 表8 にします．この所見が出た場合は二次性頭痛を考え，二次・三次医療機関への搬送が必要になります．

Point

・頭痛の頻度が増加，睡眠を妨害する頭痛，平衡障害を伴う頭痛は二次性頭痛の可能性が高いので紹介する．

　　　以上より，一次医療機関を受診した頭痛で二次性頭痛を疑う所見がないかを確認します．二次性頭痛を疑うのであれば，それぞれの所見に合わせて「○○を疑うので，一度精査をお願いします」など高次医療機関へ紹介する．群発頭痛も初回に関しては精査を行うことにすれば，見逃しはかなり減ると思います．

76 ● 症候編

表8 画像所見で異常が出る頭痛に付随する症状（尤度比）

徴候	LR +	LR −
神経診察での異常	3.0（1.7 〜 5.4）	0.7（0 〜 0.73）
あらゆる神経学的徴候	1.1 〜 6.0	0 〜 0.47
急速に頭痛の頻度が増加	12（3.1 〜 48）	0.73（0.46 〜 1.2）
睡眠を妨害する頭痛	98（10 〜 960）	0.72（0.45 〜 1.1）
平衡障害，非回転性めまい，しびれ	49.0（3.4 〜 710）	0.86（0.64 〜 1.2）
バルサルバ手技で悪化する頭痛	2.3（1.1 〜 4.6）	0.67（0.42 〜 1.1）

Evidence-Based Guidelines in the Primary Care Setting: Neuroimaging in Patients with Non acute Headache.

原則として

- 急速に悪化する吐き気を伴う頭痛（特に 40 歳以上）は脳出血を考慮し，
  → 救急搬送
- 1 回目の群発頭痛を疑う患者は，
  → 救急搬送，もしくは専門医に紹介する
- 人生最悪の頭痛，40 歳以上の新規発症，項部硬直・頸部痛の有無，意識消失の認識，労作時に発症した頭痛は SAH を念頭に，
  → 救急搬送
- 頭痛，発熱，項部硬直，意識障害の 2 つ以上（上気道症状はない）が存在する場合，髄膜炎を疑い
  → 搬送を考慮する
- 悪性腫瘍の病歴，頭痛の頻度が増加，睡眠を妨害する頭痛，平衡障害を伴う頭痛も二次性頭痛を疑うので
  → 専門医に紹介する

頭痛のまとめ

頭痛はよく見る症例の1つで，危険な頭痛か否かの判断が重要です．

表9 救急外来の頭痛の原因疾患

	日本*	アメリカ**
緊張型頭痛	29%	19.3%
片頭痛	6.6%	4.5%
群発頭痛	2.7%	
頭部外傷に伴う頭痛	21%	9.3%
脳血管障害に伴う頭痛	15% (SAH 8.1%)	1.3%
頭部以外の感染症による頭痛	10%	39%
原因物質の曝露，離脱による頭痛	3%	
非血管性頭蓋内疾患 (脳腫瘍・髄膜炎含む)	3%	1.4%
副鼻腔炎など	1%	1.0%
緑内障	0%	
分類不能，その他	8.7%	24.2%

*横山雅子. 救急搬送患者における頭痛. 日本頭痛学会誌. 2001; 28: 4-5.
**Dhopesh V, et al. cd. A retrospective assessment of emergency department patients with complaint of headache.Headache. 1979; 19: 37-42.

表10 日本の1次性頭痛の頻度

疾患	有病率	生活へ支障をきたす割合
片頭痛	8.4%，　840万人	74%（寝込むほど34%）
緊張型頭痛	22.3%，2230万人	29.2%（寝込むほど5.2%）
群発頭痛	0.1%，　　10万人*	

*計算して出した値
日本頭痛病学会，慢性頭痛の診療ガイドライン2013. 東京: 医学書院; 2013を参考に作成.

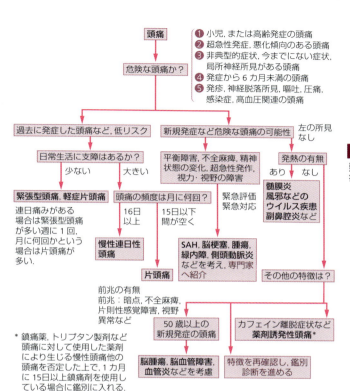

図1 頭痛診断のフローチャート

Memo

危険な頭痛かの判断として超急性発症，悪化傾向あり神経脱落所見ありは重要です．

9 動悸

　動悸は自分の心拍を患者が意識する状況をいいます．私も学生時代に国試対策委員長をしていた頃，動悸を自覚して，脈をとったら不整脈があり，ホルター心電図などを実施しました．二段脈が1日の38%で出ているという結果でした．これは「3年連続全員合格」という目標にプレッシャーを感じたストレス性の不整脈で，国家試験の合格発表後に消えました．

不整脈の有無

　不整脈があっても私のように特別な対応が不要なものもありますが，動悸の鑑別で最も重要なことは「不整脈」があるかどうかです．特に致死的不整脈を含め「重篤な不整脈」を見逃さないことです．

　まず，失神の項目でも出てきましたが，失神や前失神を伴う動悸は危険な不整脈の可能性があります．その場合は問診の時点で心疾患を鑑別に入れ，精査を行う必要があります．

Point

- 動悸の鑑別で重要なことは致死的不整脈を見逃さないこと．
- 失神や前失神を伴う動悸は心疾患，致死的不整脈を鑑別に専門医へ紹介．

　次に他の徴候，既往症などから不整脈の可能性を探っていきます．それに役立つ情報は以下のようなものがあります．

表1 不整脈に関与する徴候と尤度比

徴候	LR + （95% CI）
心疾患の既往	2.03（1.33-3.11）
睡眠を妨げる動悸	2.29（1.33-3.94）
労作中の動悸	2.17（1.19-3.96）
パニック障害の病歴	0.26（0.07-1.01）*
5分未満の持続時間	0.38（0.22-0.63）

*上室性不整脈が並存する頻度が比較的高いので1をまたぐ
Thavendiranathan P, et al. Does this patient with palpitations have a cardiac arrhythmia? JAMA. 2009; 302: 2135-43.

表2 房室結節リエントリー頻拍に対する尤度比

徴候	LR +	LR −
頸部の規則的で早く激しい拍動	177（25-1251）	0.07（0.03-0.19）
頸動脈の拍動が見える	2.68（1.25-5.78）	

Thavendiranathan P, et al. Does this patient with palpitations have a cardiac arrhythmia? JAMA. 2009; 302: 2135-43.

心疾患の既往や睡眠を妨げる動悸，労作時の動悸は不整脈の可能性をあげますが，いずれも LR ＋が 2 程度ですので，単独では弱い所見です．そのため組み合わせて，確率を上げなくてはなりません．

Point

・心疾患の既往，睡眠を妨げる動悸，労作時に出現した動悸は不整脈を念頭に専門医への紹介を考慮する．

一方で動悸の持続時間が短いことやパニック障害の既往は不整脈の可能性をかなり下げますが，パニック障害は上室性頻拍と並存する可能性が高いので，「パニック障害≠不整脈はない」ということを知っておく必要はあります．

Point

・動悸を訴えるパニック障害の患者では上室性不整脈の頻度が高いので，一度専門医へ紹介する．

房室結節リエントリーに関しては「頸部の規則的で速く激しい拍動」を感じるかどうかがポイントになりますが，この所見がないとほとんど診断は外してよいということになります．

あとはその他の心疾患の可能性（弁膜症など），貧血や甲状腺疾患などの疾患，薬剤性を確認して，最後にパニック障害などの可能性に関して追求していきます．パニック障害でなくても強いストレスで不整脈が出ることはあります．カテコラミンなどが放出されますので．

Point

・心疾患を疑う身体所見，貧血，甲状腺機能亢進症などの器質的な疾患を確認し，必要であれば紹介する．

動悸に関しては**不整脈の可能性，特に処置が必要な重篤な不整脈があるかないかを追求**し，疑わしいなら二次医療機関・循環器内科へ紹介．他の原因の可能性があるなら，対処できるならば対処，できなければ紹介ということになります．動悸の原因追求に関しては「家庭医の問診や診察では正確性に欠ける」と論文でも示されており，**疑わしいものを早急に循環器内科に紹介するか，タイミングをみて循環器内科と精神科がある総合病院での精査を依頼する**か，どちらかになるかもしれません．

9
動
悸

・・・・・・・・・・・・・・・・・・・・・・・ **原則として** ・・・・・・・・・・・・・・・・・・・・・・・

- **失神，前失神のある動悸患者は心疾患・不整脈を疑い，**
  ➡ 循環器内科へ速やかに紹介する．
- **心疾患の既往や睡眠を妨げる動悸，労作時に出現した動悸，5分以上持続する動悸，頸部の規則的で早く激しい拍動を自覚する患者は，**
  ➡ 循環器内科へ紹介する．
- **心疾患を疑う所見の有無，貧血の有無，甲状腺疾患の有無など**を確認し，
  ➡ 必要に応じて紹介する．

動悸のまとめ

　動悸で受診する患者の3割に重篤な不整脈や心疾患があり，これを見逃さないことが重要です．

JCOPY 498-16606

9 動悸 ● 83

表3 動悸の原因

		頻度
不整脈		40 %
	重篤な不整脈	27.2%
	処置不要な不整脈	12.8%
不整脈以外の心疾患		3 %
不安障害・パニック障害		31 %
	パニック障害	27 %
薬剤性		6 %
非心疾患によるもの		4 %
原因不明		16 %

Abbott AV. Diagnostic approach to palpitations. Am Fam Physician. 2005; 71: 743-50.

表4 動悸の鑑別疾患

不整脈	精神疾患
心房細動（8〜10%）	パニック障害
心房粗動（6%）	不安障害
WPW症候群などの上室性頻拍（9〜10%）	**その他の疾患**
期外収縮（11〜31%）	貧血
洞不全症候群（1%）	電解質異常
心室頻拍（2%）	発熱
心臓弁疾患	甲状腺機能亢進症
心筋症	低血糖
虚血性心疾患	褐色細胞腫
心不全	
先天性心疾患	

Hoefman E, et al. Predictive value of history taking and physical examination in diagnosing arrhythmias in general practice. Family Practice. 2007; 24: 636–41.

動悸を訴えるパニック障害の患者で，器質的な心疾患が並存していることが多い．

上室性頻拍がある患者ではパニック障害の診断基準を67％で満たす．

→ 持続するならば上室性頻拍などを考慮し，ホルター心電図などを実施．

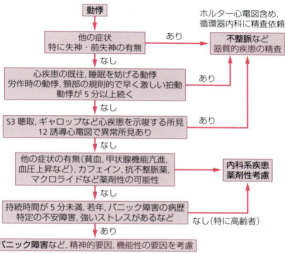

図1 動悸診断のフローチャート

Memo

失神・前失神のある動悸や睡眠を妨げる動悸には注意

9 動悸

10 胸痛

胸痛は救急外来でも一般外来でもよくみる症状の1つとされていますが、どちらの外来かで原因疾患の頻度が異なります。一般には救急外来では50%前後に心疾患が関連するとされ、一般外来では50%が筋骨格系の痛みであるとされています。少なくとも救急における胸痛の原因は欧米と日本で大きく変わりません。

Point

- 救急外来での胸痛は心疾患が最も多い。
- 一般外来で胸痛の原因は筋骨格系が最も多い。

胸痛の原因には**心血管系、消化器系、呼吸器系、筋骨格系、心因系**の5つの原因を考えます。通常は重篤な可能性が高い心血管系と呼吸器系を念頭に入れていると思います。胸痛の患者で vital sign の異常があれば救急対応が必要ですので、最低限の処置をして救急搬送になると思います。もちろん、酸素投与や輸液路確保、モニターなどは最低限必要です。

Point

- 虚血性心疾患を疑った場合、MONA（モルヒネ、酸素、ニトログリセリン、アスピリン）などを行い救急搬送

心血管系
呼吸器系
の胸痛

一般外来、もしくは救急でも少し時間が取れそうであれば、痛みの性状を聞くことと思います。胸痛患者が冠動脈疾患であるかどうかの情報として、表1 のようなものが有用とされています。

Point

- 心血管疾患の既往、心不全の既往、労作時に悪化する胸痛、左腕・肩への放散痛などは冠動脈疾患の可能性を引き上げる。

他にも論文は違いますが、右腕/肩への放散痛、両腕への放散痛などは LR ＋が 2.4 以上とされています。そのような特徴があれば心疾患を疑い対応を開始すべきです。JAMA でも指摘されていますが、**針で刺すような痛みや触診で再現されるような痛みは心疾患の可能性を下げますし、咳嗽などを伴う場合は呼吸器疾患の可能性が高くなります。**

表1 冠動脈疾患かどうかの判断に役立つ因子

特徴	LR ＋	LR －
労作時に悪化する胸痛	2.53 (2.04-3.14)	0.68 (0.60-0.78)
心血管疾患の既往	4.51 (3.63-5.62)	0.54 (0.46-0.63)
心不全の既往	3.95 (2.60-6.13)	0.86 (0.81-0.93)
糖尿病の既往	2.55 (1.90-3.44)	0.81 (0.74-0.89)
年齢(女性≧65歳, 男性≧55歳)	1.85 (1.69-2.05)	0.32 (0.23-0.44)
左腕/肩への放散痛*	2.75	0.84
患者が心臓からくる痛みと考えている	1.43 (1.31-1.56)	0.39 (0.32-0.57)
針で刺すような痛み	0.45 (0.33-0.62)	1.41 (1.29-1.54)
咳がある	0.27 (0.13-0.57)	1.12 (1.08-1.17)
限局された筋肉の緊張	0.38 (0.29-0.58)	1.68 (1.38-1.70)
触診で再現される痛み	0.25 (0.15-0.41)	1.71 (1.56-1.89)

*supplemental Table より
Bösner S, et al. Accuracy of symptoms and signs for coronary heart disease assessed in primary care. Br J Gen Pract. 2010; 60: e246-e57.

10
胸痛

Point

- 針で刺すような痛み, 触診で再現される痛み, 咳嗽を伴う胸痛は冠動脈疾患の可能性を下げる.

　　　他の胸痛の原因として肺塞栓・気胸・胸膜炎などの呼吸器疾患があります.
　　　肺塞栓の症状は **表2** のようなものが有名です.

表2 肺塞栓の症状

症状	頻度 (n = 3390)
呼吸困難	2761 (82%)
疼痛	1830 (54%)
喀血	226 (6.7%)
咳嗽	584 (17%)
失神	513 (15%)
深部静脈血栓症の徴候	1289 (38%)
発熱 (38℃以上)	416 (12%)

Monreal M. Pulmonary embolism in patients with chronic obstructive pulmonary disease or congestive heart failure. Am J of Medicine. 2006; 119: 851-8.

この症状の頻度を参考に，いくつかの問診を行うと肺塞栓は判断できると思います．**症状と問診だけで肺塞栓の可能性を判断する**スコアはいくつかありますが，ここでは Simplified score of Geneva scores を紹介します．これはすべての項目が当てはまれば 1 点で，5 点以上ならば肺塞栓の可能性が高いと判断します．

表3 Simplified score of Geneva scores （項目のみ）

・年齢＞ 65 歳	・片側性の下腿の痛み
・アクティブな悪性疾患 （治療終了後 1 年未満まで）	・心拍数 75 〜 94/ 分
・1 カ月以内の手術，もしくは骨折	・下腿の深部静脈血栓を疑う圧痛と浮腫
・喀血	・心拍数＞ 95/ 分
・深部静脈血栓症か肺塞栓症の既往	

9 項目中 5 項目以上当てはまれば 65％に肺塞栓を認める

Duru S, et al.Clinical update on pulmonary embolism. Arch Med Sci. 2014; 10: 557-65.

僕も一般内科外来に多発肺塞栓の患者さんが歩いてきた経験がありますが，5 個当てはまりました．

Point

・**突然発症の呼吸困難にリスク因子が5個以上あれば，vital signで異常が目立たなくても肺塞栓を念頭に対応する．**

気胸は虚脱が強いものなら，聴診・その他ですぐに判断できます．胸膜炎は日本の場合は癌性胸膜炎と結核性胸膜炎で 70％の頻度ですので，これらの疾患がない場合は鑑別から低くなります．呼吸や咳嗽に伴う胸膜痛ですので，臨床的には判断可能と考えます．

Point

・呼吸に関連する胸痛は胸膜疾患
・胸膜炎の多くは癌性胸膜炎と結核性胸膜炎なので基礎疾患に注意

もう 1 つ重大な疾患として大動脈解離があります．救急外来に来る頻度もそれほど高くはなく，ガイドラインでは 10 万人あたり 3 名前後で，前出の論文では 1 名（0.8％）でした．

表4 急性大動脈解離の症状

症状	頻度
胸痛	80％前後（無痛性が6.4％）
失神	9〜20％
心不全＋大動脈弁逆流	44％
急性心筋梗塞	7％
脳血管障害	17％
末梢血管障害	25％
脈・血圧の左右差	20％以下

日本循環器学会，他．大動脈瘤・大動脈解離診療ガイドライン2011年改訂版．
を参考に作成．

　　　大動脈瘤・大動脈解離診療ガイドラインに記載されて
いる症状の頻度は以下のようになっています．
　　　「脈や血圧の左右差」が有名な所見ですが，20％未満
であり，あれば強く疑うことができますが，ないからと
いって否定はできません（別の論文では感度37％，特
異度99％，LR＋37，LR−0.64）．

Point

- 脈や血圧の左右差があれば大動脈解離の可能性はかなり高い．
- ただし，感度は低いので，左右差がなくても否定できない．

他の胸痛

　　　一般外来における疼痛は筋骨格系（神経痛も含む）で
すが，症状の持続時間や圧痛の有無，動作で誘発される
痛みなど他のものとは異なる痛みで，持続時間は短いの
が通常です．

　　　食道性の痛みに関しては消化器症状が83％の患者で
認められるとされています．他の疾患の除外ができれ
ば，緊急性という意味では低いと思いますので，他の兆
候を見ながら診断・対応ができればよいと考えます．

····················· **原則として** ·····················

- vital sign の異常がある胸痛患者は，
  ➡ 救急搬送
- 救急外来に来る胸痛は虚血性心疾患の頻度が多く，心血管疾患の既往，心不全の既往，労作時に悪化する胸痛，左腕・肩への放散痛があれば，
  ➡ 救急搬送，もしくは専門医に紹介
- 突然発症の呼吸困難を伴う胸痛は症状，所見から肺塞栓症と気胸を念頭に検査を行い，
  ➡ 必要に応じて救急搬送，紹介
- 脈や血圧の左右差がある，重篤な移動する引き裂かれる痛みは，
  ➡ 大動脈解離を念頭に対応できる施設へ救急搬送

胸痛のまとめ

胸痛は心血管系・呼吸器系かどうかの見極めが重要です．

表5 胸痛の原因頻度

胸痛の原因部位	一般診療*	救急診療（日本）*2
心血管系	16%（CAD 12.5%）	66.9%（CAD 34.7%）
消化管系	8%	1.7%
呼吸器系	10%	14.9%
筋骨格系	51%	4.1%
心因性	11%	6.6%
原因不明	4%	5.8%

*Verdon F, et al. Chest wall syndrome among primary care patients: a cohort study. BMC Fam Pract. 2007; 8: 51.
*2 日消誌 2008; 105: 54-9.

表6 胸痛における冠動脈疾患の頻度

年齢	胸痛の患者における冠動脈疾患の検査前確率（推定，%）					
	非狭心症性胸痛		非典型的狭心症		典型的な狭心痛	
	男性	女性	男性	女性	男性	女性
30〜39歳	5.2%	0.8%	21.8%	4.2%	69.7%	25.8%
40〜49歳	14.1%	2.8%	46.1%	13.3%	87.3%	55.2%
50〜59歳	21.5%	8.4%	58.9%	32.4%	92.0%	79.4%
60〜69歳	28.1%	18.6%	67.1%	54.4%	94.3%	90.6%

Diamond GA. Analysis of probability as an aid in the clinical diagnosis of coronary-artery disease. N Engl J Med. 1979; 300: 1350-8.

> 「胸骨裏側の疼痛・不快感」「労作で誘発される胸痛」「安静やニトログリセリンで改善する胸痛」の3つがあれば典型的，2つは非典型的，1つは非狭心症性胸痛とした．ただし，頻度はアメリカ人なので参考程度に.

表7 日本人の冠動脈疾患リスク因子

危険因子の数	オッズ比	p値
0個	1.00	
1個	5.09	0.0023
2個	9.70	0.0005
3〜4個	31.3	0.0001

日本循環器学会，他．虚血性心疾患の一次予防ガイドライン2012年改訂版．2012．p.25を改変.

> リスク因子：BMI 26.4以上の肥満，140/90mmHg以上の高血圧，220mg/dL以上の高コレステロール血症，110 mg/dL以上の高血糖の4つ.

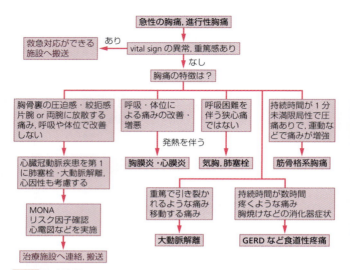

図1 胸痛診断のフローチャート

Memo

vital signの異常や重篤感のある胸痛は救急搬送です.

11 腹痛

腹痛はよくある症状の1つですが，他の症状と同じように一般外来へ来る患者と救急外来では背景（疾患の有病率など）が異なりますし，年齢や性別でも変わってきます．

問診事項

また，痛みの性状として「**体性痛**」なのか，「**内臓痛**」なのか．**随伴症状**はどのようなものがあるか，開腹手術の有無，**痛みの増悪・改善に関する因子**などを「問診」することで，いろいろな疾患が絞られていきます．

Point

・腹痛は痛みの性状と随伴症状，改善増悪因子が重要

表1 腹痛の性状

体性痛	内臓痛
痛みは持続的	痛みは間欠的
疝痛，鋭い痛み（刺すような痛み）	鈍痛（差し込むような痛み）
障害を受けている部位の神経の刺激局在がはっきりする	内腔を持つ腸管の拡張平滑筋の伸展虚血による収縮化学的刺激

表2 随伴症状と疾患

随伴症状	疾患
悪心，嘔吐	胃炎，胃潰瘍のほか，尿管結石，虫垂炎，腸閉塞，胆石疝痛，膵炎，心筋梗塞など
発熱	感染性疾患，炎症性腸疾患
黄疸	総胆管結石
下痢	腸炎，慢性膵炎（脂肪便），消化管出血（タール便）
粘血便	腸重積
新鮮血	大腸疾患，特に肛門付近，潰瘍性大腸炎など
血尿	尿管結石など

表3 寛解，悪化に関連する因子と疾患

痛みに影響する因子	疾患
食後に痛みが改善	十二指腸潰瘍，胃食道逆流症
食後に痛みが悪化	胃潰瘍，腸管虚血，膵炎
背中に痛みが広がる	膵炎，大動脈解離など
右肩に痛みが広がる	胆石，胆嚢炎
左肩に痛みが広がる	脾梗塞，心筋梗塞
痛みが臍周囲から右下腹部へ移動	虫垂炎

　　　　　表1〜表3のような要素を確認しながら，診察を
します．疼痛部位により疾患がある程度絞ることができ
るという報告もあります．

表4 原因疾患と腹痛の部位

疾患	疼痛部位	感度	特異度	LR +	LR −
食道・胃・十二指腸疾患	心窩部	84%	75%	3.30*	0.21*
	右肋骨弓下	2%	87%	0.16*	1.13
肝胆道系疾患	右肋骨弓下	51%	94%	8.93*	0.52
腸疾患	右下腹部	13%	96%	3.11*	0.91
	左下腹部	10%	89%	2.19*	0.94
	臍周囲	5%	99%	18.66*	0.95
尿路系疾患	左右下腹部	45%	89%	4.22*	0.62
婦人科系疾患	下腹部正中	68%	92%	8.93*	0.34*

*のみ有意差あり（95% CI が 0 をまたがず）
Yamamoto W, et al. The relationship between abdominal pain regions and specific diseases: an epidemiologic approach to clinical practice. J Epidemiol. 1997; 7: 27-32.

Point

- 疼痛部位である程度の疾患群は推定可能．
- ただし，感度はそれほど高くない．

　　　　　腹痛ももちろん問診と診察が基本になりますが，鑑別
するべき疾患が多く，検査を行わないと診断確定が難し
いところがあります．実際に「非特異的腹痛」の診断頻
度が新しい論文ほど低下しているのは，診断技術の向上
によるものといわれています．

しかし，それでも 20 〜 30％の頻度で非特異的腹痛と診断されており，症状や診察，検査などから鑑別しきれないという実情があります．非特異的腹痛と他の疾患群を比較した研究もありますが，特徴ははっきりしませんでした．

表5 原因疾患と臨床症状の頻度

	非特異的腹痛	消化管疾患	肝胆道系疾患	泌尿器系疾患
吐き気・嘔吐	23.3%	50.6%	56.5%	25.5%
右上腹部痛	67.4%	77.2%	100.0%	47.1%
左上腹部痛	51.2%	74.7%	60.9%	41.2%
右下腹部痛	69.8%	65.8%	26.1%	64.7%
左下腹部痛	50.0%	67.1%	8.7%	58.8%
Murphy 徴候	20.9%	22.8%	60.9%	23.5%
Blumberg sign	60.5%	73.4%	73.9%	56.9%

Caporale N, et al. Acute abdominal pain in the emergency department of a university hospital in Italy. United European Gastroenterology Journal 2016; 4: 297-304.

ここでは鑑別すべき疾患が多い「腹痛」の中で特に急性虫垂炎，消化管穿孔（腹膜炎），腸閉塞，急性胆囊炎，血管疾患，消化管出血に絞ります．

急性虫垂炎

腹痛患者で急性虫垂炎の古典的臨床所見，検査所見などは以下のようにいわれています．

表6 急性虫垂炎の臨床所見

所見	感度	特異度	LR +	LR −
発熱	67%	79%	1.6-2.3	0.5-0.67
右下腹部痛	84%	90%	7.3-8.5	0-0.28
右下腹部への痛みの移動	64%	82%	2.4-4.2	0.4-0.6
筋強直	27%	83%	3.76	0.82
筋性防御	74%	57%	1.65-1.78	0-0.54
反跳痛	63%	69%	1.1-6.3	0-0.86
腹部叩打痛			2.86	0.49

Wagner JM, et al. Does this patient have appendicitis? JAMA. 1996; 276: 1589-94. Andersson RE, et al. Meta-analysis of the clinical and laboratory diagnosis of appendicitis. Br J Surg. 2004; 91: 28-37. Cartwright SL, et al. Evaluation of acute abdominal pain in adults. Am Fam Physi-cian. 2008; 77: 971-8. 急性腹症診療ガイドライン出版委員会，他．急性腹症診療ガイドライン 2015 など．

実際に発熱があれば急性虫垂炎の可能性を考えますが，発熱は感度が高いわけではありません．むしろ，**右下腹部痛や腹部の叩打痛**などが重要です．

Point

・虫垂炎は腹部全体の痛みから右下腹部へ痛みが移動，もしくは右下腹部痛があれば疑いが強まる．加えてheel tap painや叩打痛があれば虫垂炎の可能性は高くなる．

自衛隊医官として病院外で何回か急性虫垂炎の患者を救急搬送しましたが，発熱があった患者は稀でした．**歩行困難な腹痛で受診して，heel tap ＋叩打痛，確認で右下腹部痛と筋性防御をチェック**．この時点で急性虫垂炎を疑って，外科手術のできる病院に搬送していますが，全員が急性虫垂炎でした．病院内で見つけた場合は，血液検査やCT，腹部echoなどもやっています．

消化管穿孔

消化管穿孔（腹膜炎）も同じように確認ができます．

それぞれ感度，特異度にばらつきがありますが，**heel tap painがなければ腹膜炎である可能性はかなり下がります**．同じような咳テスト（indirect testの1つ）もLR－が0.4なので参考になります．僕は大体heel tapを使用して確認します．

ただし，筋性防御は70歳以上では感度が20%まで低下すると記載されている論文もあり，**高齢者の場合は注意**が必要です（高齢者だと腸管穿孔でフリーエアーがあるのに腹部所見のない患者もいます）．

表7 消化管穿孔・腹膜炎の所見と意義

所見	感度	特異度	LR＋	LR－
反跳痛	37 ～ 95%	13 ～ 91%	2.0	0.4
Indirect test（heel tap など）	80%	79%	3.8	0.3
筋性防御	13 ～ 90%	40 ～ 97%	2.2	0.6
筋強直	6 ～ 66%	76 ～ 100%	3.7	0.7
腹部叩打痛	57 ～ 65%	61 ～ 86%	2.4	0.5
咳試験（cough test）陽性	50 ～ 85%	38 ～ 79%	1.6	0.4

Macaluso CR, et al. Evaluation and management of acute abdominal pain in the emergency department. International Journal of General Medicine. 2012; 5: 789-97. 急性腹症診療ガイドライン出版委員会, 他. 急性腹症診療ガイドライン 2015. 東京: 医学書院. 2015. などを参考に作成.

Point

- Indirect testを用いて腹膜刺激症状の有無を確認すると所見のとり間違いがなく，陰性尤度比も低いのでよい.

腸閉塞

　　腸閉塞は腹痛や吐き気などを主訴とする腸の閉塞性疾患ですが，日本国内では**急性腹症の8〜9%**という頻度になります. 機械的閉塞（単純性イレウスと絞扼性イレウス），麻痺性イレウスなどの機能性腸閉塞の2つに分かれますが，機械的閉塞の一部は緊急手術が必要になります. **機械的閉塞に関して腸雑音は亢進するとされ，診断に有用**といわれます（小腸閉塞に対する感度76%，特異度88%，LR + 6.37，LR − 0.27）. ただし，腸雑音の亢進は初期のみで，時間が経つと減弱するといわれています.

　　身体所見としては以下のようなものが参考になります.

表8 | 腸閉塞における臨床所見

所見	感度	特異度	LR +	LR −
視診でわかる腸蠕動	6%	99.7%	20	0.94
腹部手術の既往	69%	95%	11.5	0.33
便秘	44%	95%	8.8	0.59
腹部膨隆	63%	89%	5.7	0.42
腸雑音亢進	40%	89%	3.6	0.67
腸雑音減弱	23%	93%	3.3	0.83
疝痛（のような痛み）	31%	89%	2.8	0.78
嘔吐	75%	65%	2.1	0.38

Böhner H, et al. Simple data from history and physical examination help to exclude bowel obstruction and to avoid radiographic studies in patients with acute abdominal pain. Eur J Surg. 1998; 164: 777-84.

Point

- 腸閉塞の可能性が高い場合，保存的治療でも外科的治療でも入院管理が必要なため，救急搬送する.

急性胆嚢炎

次に急性胆嚢炎・胆石などですが，これは**身体所見では判定が難しい**とされています．疑うことはできても鑑別には超音波検査などの画像検査が必須になります．急性腹症診療ガイドラインでは Murphy 徴候は LR ＋も LR －も 1.0 をまたいでおり，診断に有用ではないとされています．

超音波と血液検査ができれば胆嚢炎や胆管炎の診断は可能ですが，処置が外科的処置や内視鏡的治療が必要な可能性が高いです．**右上腹部痛で持続的な痛みがある場合は，胆嚢炎や総胆管結石，胆管炎を考慮し画像検査などができる病院へ搬送，紹介が必要になります．**

Point

- 右上腹部痛が持続する場合は胆嚢炎や総胆管結石，胆管炎を否定できない場合は，画像検査が必要な施設へ紹介，救急搬送が必要．

血管疾患

虚血性大腸炎による下血,非閉塞性腸管虚血（NOMI）を含めた急性腸管虚血は腹痛の念頭に入れておく必要があります．また,血管病変としての腹部大動脈瘤（AAA）も腹痛の鑑別になります．**虚血性大腸炎では腹痛は感度 68 ～ 84％で（左腹部圧痛など），血便は感度 46％，特異度 90.9％**といわれています．身体所見だけで虚血性腸炎を診断することはできませんが，腹部圧痛＋血便を伴う高齢の血管疾患リスクをもつ患者では鑑別に入れる必要があります．

急性腸管虚血は基本的に重篤になるため，救急搬送が必要です．腹痛患者で腹膜刺激徴候があるにも関わらず他の所見がない場合は NOMI も鑑別に入れて対応した方がよいと考えます（高齢の透析患者で経験しました）．

Point

- 高齢者の突然発症の腹痛で血管病変のリスク因子や虚血のリスクになる透析患者，血圧低下につながる病歴がある場合は急性腸管虚血も鑑別に含める．

消化管出血

腹部大動脈瘤は，破裂した場合の死亡率は 70 ～ 90％ですので，腹痛や側腹部痛，背部痛などを訴える高齢の喫煙＋高血圧のある患者では注意が必要になります（リスク因子は「腰痛」で記載します）．

最後に消化管出血です．上部消化管出血，下部消化管出血ともに消化器内科へ紹介するべきだと考えますが，特に上部消化管出血は救急搬送の必要があります．

Point

- 上部消化管出血は基本的に救急搬送が必要．

腹痛に関しては緊急の対応が必要な患者さんをきちんと高次医療機関へ搬送し，現場で対応できると思われるが判断が難しい「非特異的腹痛」をいかに救急の現場に搬送しないようにするかが重要なのだろうと思いますが，なかなか難しいかもしれません．鑑別すべき疾患が多いのが腹痛の特徴だと思いますが，最低限は vital sign の異常のある患者さんや進行性の腹痛や歩行困難な患者さんなどをきちんと救急搬送できることだと思います．

原則として

- vital sign の異常がある患者は，
  ➡ 救急搬送
- 激痛を訴える，進行性の腹痛，歩行困難な腹痛，腹膜刺激兆候がある患者は，
  ➡ 外科的処置ができる施設へ救急搬送
- 腹痛の部位，随伴症状，寛解因子などを確認しながら鑑別を進め，
  ➡ 診断に応じて救急搬送，もしくは専門医へ紹介
- Heel tap pain など indirect test で所見がある患者は腹膜炎などの可能性があり，
  ➡ 専門医に紹介，もしくは救急搬送する
- 高齢者の突然発症の腹痛で「血管リスク」「血圧低下リスク」のある患者は急性腸管虚血も念頭に，
  ➡ 専門医への紹介も考慮
- 上部消化管出血は，
  ➡ 内視鏡治療ができる施設へ搬送する

腹痛のまとめ

腹痛では非特異的腹痛か危険な腹痛かの鑑別が重要です.

表9 急性腹症・腹痛の頻度

疾患	急性腹症（病院）*	救急外来*2	腹痛（一般外来）
非特異的腹痛 （機能的腹痛）	41.4%	31.46%	20%
急性虫垂炎	30.2%	3.80%	12%
胆道系疾患 （急性胆嚢炎）	10.1%	7.70%	
腎性疝痛	4.4%	31.18%	
腸閉塞	4.3%		
急性膵炎	2.2%		
消化不良	2.0%		
憩室炎	1.0%	3.63%	
婦人科系疾患	0.9%	2.25%	9%
泌尿器科系疾患	0.8%	2.75%	7%
腸間膜リンパ節炎	0.7%		
胃十二指腸潰瘍	0.5%	2.68%	11%
急性胃腸炎			13%
その他	1.7%	5.20%	28% （救急搬送 26%）

* 1333 名, 15 歳以上の急性腹症（フィンランド）. 急性腹症診療ガイドライン出版委員会, 他. 急性腹症診療ガイドライン 2015. 東京: 医学書院. p.21 を参考に作成.

*2 5340 名, 16 歳以上の救急外来を受診した腹痛患者（イタリア）. Cervellin G, et al. Epidemiology and outcomes of acute abdominal pain in a large urban Emergency Department: retrospective analysis of 5,340 cases. Ann Transl Med. 2016; 4: 362.

*3 134 名, 一般内科医を受診した腹痛患者の割合（ノルウェー）. Brekke M, et al. Acute abdominal pain in general practice: tentative diagnoses and handling. A descriptive study.Scandinavian Journal of Primary Health Care, 2009; 27: 137-40.

表10 年齢別原因疾患

疾患	65 歳未満	65 歳以上
急性腹症	0.37%	1.32%
虫垂炎	4.54%	1.47%
胆道系疾患（胆嚢炎）	5.97%	13.17%
腸閉塞	0.27%	2.32%
憩室炎	2.47%	7.28%
腹部以外の原因	0.77%	1.16%
胃炎・潰瘍	2.91%	1.94%
胃腸炎	2.32%	0.70%
婦人科疾患	2.86%	0.31%
ヘルニア	0.67%	1.32%
医原性腹痛	2.00%	4.42%
炎症性腸疾患	0.40%	0.23%
肝疾患	0.37%	1.01%
非特異的腹痛	32.03%	29.67%
がんによる腹痛	0.40%	3.56%
その他	2.32%	3.56%
急性膵炎	1.43%	3.33%
腎性疝痛	34.48%	20.84%
泌尿器科系疾患	2.87%	2.40%

Cervellin G, et al. Epidemiology and outcomes of acute abdominal pain in a large urban Emergency Department: retrospective analysis of 5,340 cases. Ann Transl Med. 2016; 4: 362.

　他の論文でも**高齢者は虫垂炎の頻度が若年者の3分の1に減り，憩室炎・イレウス・がんによる腹痛の頻度が増える**のが特徴としている．時代，国が違う（Fenyö G.Acute abdominal disease in the elderly: experience from two series in Stockholm. Am J Surg. 1982; 143: 751-4）が傾向は同じ．

表11 日本における原因疾患（急性腹症：DPC データ）

男性		女性	
腸管感染症	11.5%	腸管感染症	11.0%
急性虫垂炎	9.2%	腸閉塞	8.0%
腸閉塞	9.1%	子宮・卵巣の腫瘍	7.9%
腹膜炎	6.4%	急性虫垂炎	7.2%
胆石症	6.2%	子宮・卵巣の炎症	6.6%
憩室炎	4.0%	腹膜炎	4.8%
胃潰瘍	4.0%	子宮・卵巣の非炎症性疾患	4.0%
尿管結石	3.0%	妊娠関連疾患	3.4%
胃十二指腸炎	2.8%	胆石症	3.3%

急性腹症診療ガイドライン出版委員会，他．急性腹症診療ガイドライン 2015．東京：医学書院；p.21．Murata A, Okamoto K, Mayumi T, et al. Age-related differences in outcomes and etiologies of acute abdominal pain based on a national administrative database. Tohoku J Exp Med. 2014; 233: 9-15.

表12 腹痛の部位と診断（日本）

腹痛の部位（n = 489）	疾患
腹部全体（n = 61）	胃十二指腸疾患（19 名：31%），腸疾患（26 名：42.6%）
右季肋部痛（n = 45）	肝胆道系疾患（19 名：42.2%），その他（14 名：31.1%）
上腹部痛（n = 232）（心窩部痛）	胃十二指腸疾患（154 名：66.4%），腸疾患（17 名：7.3%），肝胆道系疾患（15 名：6.5%）
左季肋部痛（n = 5）	胃十二指腸疾患（3 名），膵疾患（1 名）
右側腹部痛（n = 13）	腸疾患（5 名：38.5%），その他（5 名）
臍周囲痛（n = 7）	腸疾患（6 名：85.7%），泌尿器科疾患（1 名）
左側腹部痛（n = 18）	腸疾患（6 名：33.3%），泌尿器科疾患（2 名：11.1%），筋骨格系（2 名：11.1%）
右下腹部痛（n = 30）	腸疾患（15 名：50%），泌尿器科系疾患（3 名：10%），婦人科系疾患（1 名）など
中央下腹部痛（n = 49）	腸疾患（29 名：59.2%），婦人科系（13 名：26.5%）
左下腹部痛（n = 29）	腸疾患（12 名：41.4%），泌尿器科（6 名：20.7%），婦人科系（3 名：10.3%）

Yamamoto W, et al. The relationship between abdominal pain regions and specific diseases: an epidemiologic approach to clinical practice. J Epidemiol. 1997; 7: 27-32.

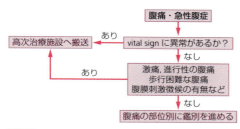

図1 腹痛診断のフローチャート

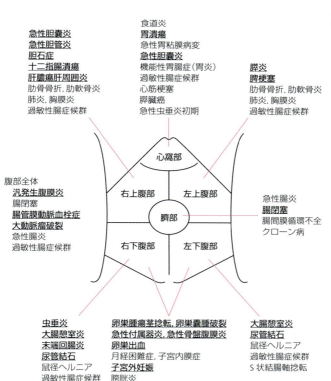

図2 圧痛部位と鑑別診断

Memo

腹痛の程度，悪化の状況とindirect testが重要だと思います．

12 悪心・嘔吐

悪心・嘔吐は小児では3％前後と主訴の中では多いものになりますが，年齢が高くなるにつれ主訴としての頻度は少なくなります．この本では成人を対象患者にしておりますので，その頻度は1％程度になります．

しかし，悪心・嘔吐を伴う疾患は多く，症状としては一般的なものです．若年成人で腹痛と嘔吐を訴えて受診した場合，鑑別疾患の中に必ず急性虫垂炎を含む必要があります．

Point

・若年成人の腹痛，嘔吐は急性虫垂炎を必ず鑑別に入れる．

急性の悪心・嘔吐の原因は急性胃腸炎が最も多くなります．それは当たり前といえば当たり前ですが，高齢者で急性胃腸炎の症状を主体にしていたとしても，脱水を契機に生命に関わる疾患（たとえば非閉塞性腸管虚血：NOMI など）を起こす可能性はあります．明らかに胃腸炎であったとしても，水分摂取ができない場合は高齢者や小児では入院治療が必要になります．

Point

・高齢者の胃腸炎は脱水を原因として生死に関わることがあるので注意．

その他，日本の疫学情報ではありませんが，胃炎や逆流性食道炎，ウイルス感染などが一般診療では多くなります．

悪心・嘔吐で重要なことは，このような軽症疾患に混じって，重篤な疾患が存在することです．それはまとめにも記載しましたが，**重篤な消化管疾患，代謝性疾患，頭蓋内圧亢進を伴う疾患**などです．これを鑑別して，必要な二次医療機関などへの搬送が必要になります．

Point

・急性の悪心・嘔吐には消化管疾患だけでなく，代謝性疾患と脳圧亢進を伴う疾患を鑑別に入れる必要がある．

フローチャートに示しましたが，悪心・嘔吐で最初に行うことは**状況嘔吐や妊娠を鑑別する**ことです．状況嘔吐については鑑別というよりは確認になりますが，通常は患者さんから伝えてくることが多いと思います．その中で病的な嘔吐を見逃さないことが重要です．

Point

- 若年女性の悪心・嘔吐の鑑別に妊娠も含めること．

　次に行うことは急性か慢性（1カ月以上持続）かを確認することです．急性であれば発熱の有無を確認します．発熱あり，なしで分けていますが，発熱が起きる頻度が100％はあり得ませんので，可能性として考えてください．感染性疾患であれば他の症状を確認すれば鑑別は絞られてきます（腹痛で細かくは記載しました）．

表1 虫垂炎を疑う病歴・身体所見

身体所見	LR ＋
右下腹部への痛みの移動	4.81（3.56-6.44）
咳・Heal tap pain 陽性	7.64（5.94-9.83）
Rovsing 徴候陽性	3.52（2.65-4.68）

Benabbas R, et al. Diagnostic accuracy of history, physical examination, Laboratory tests, and point-of-care ultrasound for pediatric acute appendicitis in the emergency department: A systematic review and meta-analysis. Acad Emerg Med. 2017; 24: 523-51.

Point

- 繰り返しですが咳試験やheel tap painは腹膜刺激徴候の確認に非常に有用.

　急性胆嚢炎や急性膵炎に関しては疑った時点で簡単な採血をして，二次医療機関に搬送になります．急性胆嚢炎・胆管炎と急性膵炎は症状が似ていますので（出口が同じですので），両方とも鑑別にあがるはずです．

Point

- 急性胆嚢炎，急性膵炎は身体所見だけで診断は難しい．疑えば救急搬送か専門医への紹介が必要．

　全身症状がある場合は風邪の一種であることが多いと思いますが，**急性肝炎は鑑別に含む**必要があります．急性肝炎を身体所見で鑑別するのは困難ですので，全身症状を伴う嘔吐患者で，明らかに風邪を含む他の疾患では

ない場合は，肝酵素を含めて採血をする必要があると考えます．

Point

- 全身症状が強い悪心・嘔吐患者は急性肝炎も鑑別疾患に入れ，採血などを行い，必要に応じて紹介する．

　発熱がない場合は下痢を一つの徴候にするとやりやすいです．急性胃腸炎や毒素性食中毒では通常が下痢を伴います．下痢がない場合は急性胃炎（胃潰瘍もあり得ます），薬剤性などの医原性，電解質異常などを考えます．

　僕自身の失敗談ですが，若年成人で悪心を主訴に受診した患者さんが，急性リンパ性白血病による高カルシウム血症によるものだったことがあります．病院外で診察していたので胃薬，制吐薬などを処方し，「1 週間続くなら病院に来るように」と伝えたら，僕がいるときに受診しました．当然年齢や疾患頻度などを考慮すると急性胃炎を疑った対応でよいのですが，胃腸症状がなかったのに鑑別から完全に外すのは失敗だったと思っています．まぁ，こんなことは稀だと思いますが，電解質異常には気をつけたほうがよいです．

Point

- 急性，慢性の悪心・嘔吐の中に電解質異常が原因の患者がいる．
- 明らかな他の所見がない場合は注意が必要．

　慢性の悪心・嘔吐では嘔吐を繰り返す，意図しない体重減少，出血を伴うなどの場合は二次医療機関へ紹介するほうがよいと考えます．これは消化性潰瘍や消化器癌，甲状腺機能亢進症などの可能性，電解質異常（外来で対応するのは困難なレベル）ということがあります．

Point

- 慢性の悪心・嘔吐では嘔吐を繰り返す，体重減少や出血を伴うものなどは注意が必要．
- 精査ができないならば二次医療機関へ紹介する．

　電解質異常について，個人の経験では血清ナトリウム 100mEq/L の患者さんが慢性の嘔吐で受診されたことがあります．病院であれば対応もできますが，外来では何もできません．軽度の電解質異常だと悪心はあっても，繰り返す嘔吐まではいかないことが多いような気がします．1 カ月以上嘔吐を繰り返すのは成人ではおかし

いですので，外来で診療するのはやめて入院できる施設
へ紹介のほうが安全です．

　これを鑑別したら，機能性ディスペプシアを念頭に
PPI などの胃酸抑制と消化管機能改善薬を 4 週間使用し
て改善するかを確認し，改善しないようであれば一度内
視鏡検査を行う方針でよいのではないかと思います．

　機能性消化管疾患診療ガイドライン 2014 によると
日本人の健診受診者の 11 〜 17%，上腹部症状を訴え
て受診した患者の 45 〜 53%が機能性ディスペプシア
と診断されます．慢性の悪心・嘔吐や胃もたれ，心窩部
痛を訴えて受診された患者では機能性ディスペプシアか
他の疾患かを考えながら対応するのがよいと考えます．

原則として

- 急性の悪心・嘔吐で腹膜刺激徴候，脳圧亢進症状，随伴症状が
  なく全身状態が不良な患者は重篤な疾患の可能性が高いので，
  ➡ 救急搬送
- 慢性の悪心・嘔吐で体重減少や出血を伴う患者，嘔吐を繰り返
  す患者は，
  ➡ 専門医への紹介や救急搬送

悪心・嘔吐のまとめ

15歳未満の3.1%，成人では1%前後（65歳以上は0.4%）の患者が主訴として受診する．**上部消化管出血は緊急内視鏡検査，内視鏡的止血が必要**なことが多いため，**専門医療機関へ救急搬送を原則**とする．

表2 急性の悪心・嘔吐の主な原因（成人）

	45歳未満	45～65歳未満	65歳以上
急性胃腸炎	40%以上	20～30%	20%未満
薬剤性（副作用）	3%		8%
胃炎	5～6%		
逆流性食道炎・GERD	3～4% 2%（25歳未満）	6%	8%以上
ウイルス感染	7%	7%	3～4%
妊娠	6%	1%未満	
片頭痛	4%	6%	1%未満
末梢性めまい		6%	
原因不明	10%		16%

Britt H, et al. Presentations of nausea and vomiting. Australian Family Physician. 2007; 36: 682-3.

表3 鑑別すべき悪心・嘔吐の原因疾患

急性虫垂炎	髄膜炎
急性膵炎	電解質異常（低Na血症，高Ca血症）
急性肝炎	アジソン病
急性胆嚢炎・胆管炎	消化性潰瘍
腸閉塞	アレルギー疾患（アナフィラキシー含む）
糖尿病性ケトアシドーシス	摂食障害
慢性硬膜下血腫（脳圧亢進）	術後の影響

Metz A. Nausea and Vomiting in adult. Australian Family Physician. 2007; 36: 688-92.

表4 慢性の悪心・嘔吐（1カ月以上続く）の原因

疾患など
機能性ディスペプシア
小腸運動障害（自律神経障害，強皮症など）
妊娠（つわり：妊娠全体の50〜80%）
妊娠悪阻（0.3〜2.0%），妊娠急性脂肪肝，HELLP症候群
甲状腺機能亢進症
副腎機能不全
頭蓋内圧亢進によるもの
摂食障害
周期性嘔吐症

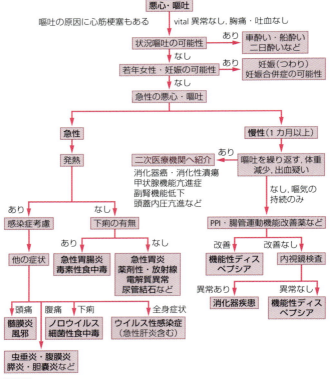

図1 悪心・嘔吐診断のフローチャート

Memo

悪心の中で頻度は
低いですが電解質異常
は大事です.

13 下痢

下痢も一般的によくある症状の一つです．多くの患者さんは固形便でなくなった場合に「下痢」を訴えて受診されますが，臨床的な定義は1日に3回以上の軟便や水様便がある場合とされています．

Point

- 下痢: 1日に3回以上の軟便，水様便がある．

下痢の鑑別診断をするにあたり，もっとも重要なことは「急性下痢（下痢の期間が14日未満）」か「慢性下痢（30日以上持続）」かの確認をすることとされています．

急性下痢　　急性下痢のほとんどはウイルス感染などの胃腸炎であり，確定診断をつけなくても対症療法で十分とされています．また，一般的には公衆衛生学的に病原体を拡散するリスクの高い人やアウトブレイクを示唆する状況以外で，診断のための検査（便培養その他）は不要と示されています（Am J Gastroenterol. 2016; 12. doi:10.1038/ajg.2016.126）．そのため，正確な頻度は不明です．

Point

- 急性下痢のほとんどは対症療法で十分．

個人に対して便培養などを考慮する状況は「赤痢などが疑われる」「7日以上，中等症から重症の下痢が続く」「病原体に対する有効な治療手段がある」場合に行うことを考慮とされています（Am J Gastroenterol. 2016; 12. doi:10.1038/ajg.2016.126）．

以上から，経口補液が可能な成人で軽症であれば，整腸薬を用いながらの保存的治療となります．中等症の若年成人であれば，保存的治療は可能と思われます．成人で注意すべきはやはり基礎疾患がある患者と高齢者になります．特に高齢者は脱水に弱く，急性胃腸炎から生命予後に関わるような状況になる可能性がありますので，

入院が必要かの判断は重要です（初日は元気でも，翌日悪化している場合は入院のほうがよいです）.

　血性下痢で細菌性腸炎や炎症性腸疾患が疑われる場合や発熱があり症状が重篤な場合は，原則2次医療機関に搬送・紹介がよいと考えますが，患者さんが若く，症状が軽い場合は抗菌薬治療が適応になります．必要な検査を行ったのちに，表1に示すような抗菌薬の投与が推奨されています．

表1 細菌性腸炎（血性下痢）における抗菌薬処方例

抗菌薬	投与量
レボフロキサシン	500mg × 1〜3日
アジスロマイシン	1000mg × 1日 or 500mg × 3日

Am J Gastroenterol. 2016; 12; doi:10.1038/ajg.2016.126

Point

- 血性下痢で細菌性腸炎や炎症性腸疾患が疑われる場合，
- 発熱があり症状が重篤な場合，
  　二次医療機関へ紹介する．

慢性下痢

　慢性の下痢は**重篤な要因**（悪性腫瘍，炎症性腸疾患など）の可能性と**機能性の原因**（機能性下痢症＋過敏性腸症候群下痢型）を区別する必要があります．

　最初に**体重減少や血便，発熱，夜間の下痢などがある**場合は「重篤な要因」の可能性が高まりますので，一次医療機関ではなく，二次医療機関以上で精査するために紹介する必要があります．

Point

- 慢性下痢で体重減少，血便，発熱，夜間の下痢がある場合は器質的疾患を疑い精査できる施設へ紹介する．

　ここである程度の患者は必要な検査を受けられますので，ほかに食事・薬剤・アレルギーなどの可能性や脂肪便などの可能性を確認していきます．これらが否定されたら過敏性腸症候群（IBS）などの可能性が高まってきます．

表2 過敏性腸症候群 Rome Ⅲ診断基準

腹痛あるいは腹部不快感が
・最近 3 カ月のなかの 1 カ月につき少なくとも 3 日以上を占め
・下記の 2 項目以上の特徴を示す
　　①排便によって改善する
　　②排便頻度の変化で始まる
　　③便形状（外観）の変化で始まる

*少なくとも診断の 6 カ月以上前に症状が出現
　最近 3 カ月間は基準を満たす
**腹部不快感＝腹痛とはいえない不愉快な感覚
　病態生理研究・臨床研究: 対象者＝腹痛あるいは腹部不快感が 1 週間に
　つき少なくとも 2 日以上を占める
Longstreth GF, et al. Functional bowel disorders. Gastroenterology.
2006; 130: 1480-91.

　　　　日本の IBS ガイドラインでは頻度は 10%程度とされ
　　　ていますが，慢性下痢の欧米のガイドラインでは最も
　　　多いとされています．慢性下痢症の中では多い原因の 1
　　　つだと思われますので，IBS の可能性があるかは常に考
　　　える必要があります．IBS か器質的腸疾患があるかは下
　　　のような情報が役に立ちます．

表3 IBS と器質的腸疾患の鑑別所見

症状・特徴	器質的疾患である Odds Ratio
50 歳以上	2.65 （1.41-4.97）
トイレットペーパーに血がつく	2.70 （1.41-5.13）
女性	0.40 （0.22-0.75）
強い腹痛	0.46 （0.25-0.85）
昨年から 6 回以上腹痛がある	0.20 （0.09-0.46）
放散する腹痛	0.34 （0.16-0.73）
排便・軟便時の腹痛	0.48 （0.24-0.94）

*Odds Ratio 1.0 未満は IBS を示唆する所見
Hammer J, et al. Diagnostic yield of alarm features in irritable
bowel syndrome and functional dyspepsia. Gut. 2004; 53: 666-72.
doi: 10.1136/gut.2003.021857

　　　　1 つの危険因子は感染性腸炎です．IBS は急性腸炎な
　　　どのあとで 6 〜 7 倍に増加するとされ，ノロウイルス
　　　感染後の IBS 発症オッズは 11.4 とされています．また，
　　　そのような患者でのリスク因子もわかっています．

表4 感染性腸炎後 IBS のリスク因子（問診でわかるもの）

リスク因子	相対リスク
ストレス（有害ライフイベント）	2.0
うつ	3.2
年齢 60 歳以上	0.36
女性	3.0
喫煙	4.8

Spiller R, et al. Postinfectious irritable bowel syndrome.
Gastroenterology. 2009; 136: 1979-88.

慢性下痢については器質的な疾患の可能性が高ければ，二次医療機関へ紹介します．機能性下痢や過敏性腸症候群の可能性が高ければ，それに合わせた対応をしますが，過敏性腸症候群においてストレスを含めた心理的要素が強いようであれば，精神科などとの連携も考慮し二次医療機関へ紹介したほうがよいかもしれません．

原則として

- 急性下痢では血便があり細菌性腸炎（赤痢, 出血性大腸炎など）や炎症性腸疾患が疑われる場合は,
  ➡ 専門医療機関へ紹介
- 急性下痢で発熱を伴い, 本人の症状が重篤な場合は
  ➡ 入院可能な, 医療施設へ紹介
- 慢性下痢で体重減少, 血便, 発熱, 夜間の下痢がある場合は,
  ➡ 専門医へ紹介

下痢のまとめ

Point

- まずは症状の日数から種類を分別！
  種類に応じたポイントをしぼった治療を！

下痢	1 日に 3 回以上の軟便・水様便，200g/日以上の排便がある状態
急性下痢	14 日未満で終わる下痢
持続性下痢	14 〜 30 まで下痢が持続する状態
慢性下痢	30 日以上下痢が続く状態

Yurgelun MB, et al. "New" Cancer Genes and Inherited Colorectal Cancer Risk: Caveat Emptor. Am J Gastroenterol. 2016; 12. doi:10.1038/ajg.2016.126

急性下痢の鑑別　　通常 4 日以内に症状が改善し，保存的治療で改善するため，診断検査は不要といわれる．感染性下痢症が多いとされる．診断はほとんどの場合は不要で，**公衆衛生学的に必要な場合**，細菌性下痢が疑われる場合などに行うとされています．

表5 急性下痢症の鑑別診断

非感染性下痢	感染性下痢
ソルビトール・フルクトースなど	ノロウイルス・ロタウイルスなど
緩下薬・制酸薬などの薬剤性	コレラ，赤痢，サルモネラなどの細菌
乳糖不耐症	黄色ブドウ球菌など毒素性食中毒
慢性膵炎	抗菌薬関連下痢（*C. difficile* など）
メトホルミン・SSRI などの薬剤	旅行者下痢 寄生虫などによる下痢

表6 急性細菌性下痢の原因菌別症状

症状	赤痢	*Campylobactor*	サルモネラ	EHEC
血性下痢	54.3%	37.0%	33.8%	91.3%
腹痛	77.9%	79.5%	69.7%	90.5%
発熱	69.4%	50.9%	69.4%	41.4%
腹部圧痛	33.5%	45.4%	28.8%	72.0%

Slutsker L, et al. Escherichia coli O157: H7 diarrhea in the United States: clinical and epidemiologic features. Ann Intern Med. 1997; 126: 505-13.

慢性下痢 の鑑別	欧米の文献では機能性下痢 20 ～ 45%（過敏性腸症候群下痢型が含まれている可能性あり．日本は文献によるが 1%）の頻度などが日本に比べて多く参考にならないため，頻度は省略．日本の慢性下痢の有病率は不明．

表7 慢性下痢症の鑑別診断

機能性下痢*	過敏性腸症候群下痢型*
感染性下痢（寄生虫含む）	慢性膵炎
潰瘍性大腸炎	アミロイドーシス
クローン病	悪性腫瘍（リンパ腫，大腸癌）
吸収不良症候群（短腸症候群含む）	VIPoma などの内分泌腫瘍
虚血性大腸炎	甲状腺機能亢進症など
緩下剤の乱用	乳糖不耐症など

*過敏性腸症候群がもっとも多い慢性下痢の原因と記載されており，欧米の多くの論文では機能性下痢に過敏性腸症候群が含まれている．日本では機能性下痢と過敏性腸症候群下痢型は明確に区別される．
Juckett G, et al. Evaluation of chronic diarrhea. Am Fam Physician. 2011; 84: 1119-26.

表8 機能性下痢症と過敏性腸症候群下痢型の違い

特徴	機能性下痢	過敏性腸症候群下痢型
腹痛	なし	あり
軟便・水様便の頻度	75%以上	25%以上
便の性状変化，便秘	なし	あり
心理的要因	なし	あり

穂苅量太，他．機能性下痢や機能性便秘へのアプローチ―診断特に IBS との鑑別，一般的治療法―．日内会誌．2013；102：77-82.

Point

- 血便ではなく，新鮮血の下血の場合は対応が変わります．循環不全があれば上部消化管出血も考慮し，出血源検索のため救急搬送．循環不全がなければ下部内視鏡検査ができる施設へ紹介します．

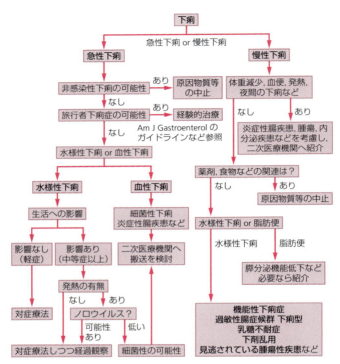

図1 下痢診断のフローチャート

Memo

急性の下痢か慢性か. 慢性ならば体重減少や血便などがあるかが大事です.

⓮ 便秘

便秘は有病率14％といわれる一般的な症状です．診断の定義は細かく定められておりますが，自覚症状があり便秘を訴えている患者さんは便秘症と考えて対応しています．本人が辛いわけですから．

重要なことは便秘に加えて他の症状があるかどうかです．血便や体重減少は大腸癌などの悪性腫瘍を考える必要がありますし，発熱や関節痛は自己免疫疾患（炎症性腸症候群など）を考える必要があります．

表1 狭窄性の便秘を生じる疾患

腫瘍性	大腸癌，腹腔内腫瘍による圧迫
非腫瘍性	クローン病，虚血性大腸炎など

Point

・便秘に加えて血便，体重減少がある場合，便秘に発熱や関節痛がある場合は内視鏡検査ができる施設に紹介する．

次に基礎疾患に関しても考慮する必要があります．神経・筋疾患では便秘を起こすものも多々ありますし，放置すれば腸閉塞など重大な結果になりかねません．糖尿病などの自律神経障害を起こすものも注意が必要になります．また，最も多い基礎疾患は「うつ，不安」などの心理的異常で，6割の慢性便秘症の患者で心理的異常を示すスコアが上昇しているとされています．

Point

・神経・筋疾患で腸管運動が抑えられる場合や自律神経障害をきたす疾患でも便秘は発生する．

その他，私たちが使用する薬剤の中で抗がん剤（ビンクリスチンなど），オピオイドなど便秘が必発の薬剤もあります．

そういった二次性の便秘と薬剤性を除外することが重要になります．

慢性便秘症診療ガイドラインには専門的機能検査に関しても記載があります．すべてを通読した限りでは排便

120 ● 症候編

困難型（器質性，機能性ともに）が専門的検査の適応になるようです．

表2 排便困難型

器質性	直腸の形態変化が起きている	直腸瘤，巨大直腸，小腸瘤など
機能性	腹圧などがかけられない	腹圧低下，直腸感覚低下など

　　疾患頻度を上げる要素については記載ができませんが，慢性便秘症に対して「見逃してはいけない疾患はないか」「基礎疾患の影響はないか」「下剤で対応できるか」の3点を意識し，必要な患者さんを紹介できることが重要だと思います．

原則として

・便秘に体重減少，血便，発熱などの随伴症状がある患者は，
➡ 内視鏡検査ができる施設へ紹介する
・神経筋疾患など基礎疾患で便秘を呈しうる場合は，
➡ かかりつけ医と連携する
・排便困難型の便秘は，
➡ 専門医（便秘の）に紹介する

便秘のまとめ

便秘の頻度 | 14%（2〜27%）．平成25年国民生活基礎調査では男性2.6%，女性4.9%．

Point

- 便秘：以下の6項目のうち2項目以上を満たす（Rome IV 診断基準）
  1. 排便の25%以上の頻度で強くいきむ必要がある．
  2. 排便の25%以上の頻度でブリストルスケールのType1か2（兎糞状or硬便）である．
  3. 排便の25%以上で残便感がある．
  4. 排便の25%以上の頻度で直腸肛門の閉塞感，排便困難感がある．
  5. 排便の25%以上の頻度で要手的な排便介助が必要である．
  6. 自発的な排便が週に3回未満．

（日本消化器学会，関連研究会 慢性便秘の診断・治療研究会．慢性便秘症診療ガイドライン 2017）

Type

1 小塊が分離した木の実状の硬便・通過困難

2 小塊が融合したソーセージ状の硬便

3  表面に亀裂のあるソーセージ状の便

4 平滑で柔らかいソーセージ状の便

5 小塊の辺縁が鋭く切れた軟便・通過容易

6 不定型で辺縁不整の崩れた便

7 固形物を含まない水様便

図1 ブリストルスケール

O'Donnell LJD, et al. Br Med J. 1990; 300: 439-40.
Longsreth GF, et al. J Gastroenterol. 2006; 130: 1480-91.

慢性便秘の定義	6カ月以上前から症状があり，3カ月以上の間，便秘の基準を満たす．

表3 慢性便秘の鑑別（頻度不明につき，鑑別のみ提示）

機能性便秘（過敏性腸症候群含む） 薬剤性便秘 腫瘍（大腸癌，腹腔内腫瘤） 炎症性腸疾患（クローン病） 炎症性（腹膜炎含む） 腸閉塞（偽性含む）	神経疾患（パーキンソン病など） 糖尿病（自律神経障害） 甲状腺機能低下症 強皮症，皮膚筋炎 妊娠 高カルシウム血症 （副甲状腺機能亢進）

大腸内視鏡検査を行う予定の日本人1200人の45.6%は機能性便秘（うち9.1%がIBS）
Ono M, et al. Multicenter observational study on functional bowel disorders diagnosed using Rome III diagnostic criteria in Japan. J Gastroenterol. 2018; 8: 916-23.

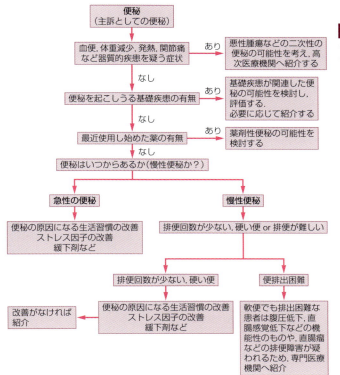

図2 便秘診断のフローチャート

Memo

回数が少ない，出しにくいではなく便が出せないtypeは紹介のほうが良いです

15 皮疹・瘙痒感

皮疹・瘙痒感として記載しますが，皮疹と瘙痒感では狙いが異なります．

皮疹の鑑別

皮疹は成人において多いのは薬疹（ウイルス感染後の中毒疹との鑑別は難しいので，両方の可能性があります）になります．そのため皮疹を訴える患者では「**生死に関わる薬疹を見逃さないこと**」がポイントになります．

Point

・成人の皮疹：生死に関わる薬疹を見逃さない．

瘙痒感の鑑別

瘙痒感・膨疹に関しては悪性腫瘍など背景疾患がある可能性が 10％ ほどあります．これはいくつかの研究で示されており，国によらず同じくらいの割合です．

そのため，なかなか改善しない膨疹・瘙痒感については「慢性蕁麻疹」なのか「基礎疾患を背景にもつ」ものなのかを見極める必要があります．

Point

・瘙痒感・慢性蕁麻疹：基礎疾患がないか見逃さないこと．

SjS・TEN

重症薬疹として即時型反応であるアナフィラキシー，Stevens-Johnson 症候群（SjS）および中毒性表皮壊死症（TEN），薬剤過敏性症候群（DIHS）があります．アナフィラキシーは薬剤投与後早期に出てきますので，診断はつけやすいと思いますが，SjS は多形紅斑と鑑別が難しいといわれます．

粘膜病変がある場合は SjS か TEN の可能性が高いので，二次医療機関に紹介するのが無難と思われます．

Point

・皮疹でチェックするのは粘膜病変．
・目や口腔内の病変に注意．

表1 Stevens-Johnson 症候群診断基準 2005
（2011 年 1 月眼病変につき改訂）

① 概念
　発熱を伴う口唇，眼結膜，外陰部などの皮膚粘膜移行部における重症の粘膜疹および皮膚の紅斑で，しばしば水疱，表皮剥離などの表皮の壊死性障害を認める．原因の多くは，薬剤である．

② 主要所見（必須）
　a. 皮膚粘膜移行部の重篤な粘膜病変（出血性あるいは充血性）がみられること．
　b. しばしば認められるびらんもしくは水疱は，体表面積の 10％未満であること．
　c. 発熱．

③ 副所見
　d. 皮疹は非典型的ターゲット状多形紅斑．
　e. 眼症状は眼表面上皮欠損と偽膜形成のどちらか．あるいは両方を伴う両眼性の急性角結膜炎．
　f. 病理組織学的に，表皮の壊死性変化を認める．
　ただし，TEN への移行があり得るため，初期に評価を行った場合には，極期に再評価を行う．
　主要項目の 3 項目を全てみたす場合 SJS と診断する．

DIHS

TEN は **表2** に診断基準のみ記載します．
　DIHS は個人的にはよく経験するのですが，決まった薬剤がありますのでそれを使用し始めた時には DIHS を念頭に入れておくことが重要だと思います．

Point

- DIHSを起こしやすい薬剤（皮疹・瘙痒感のまとめも参照）
- 抗痙攣薬，アロプリノール，サラソスルファピリジン，ミノサイクリン
- 投与開始後2〜6週間で発症することが多い（発熱＋紅斑・紅皮症）

　膨疹・瘙痒感に関しては悪性腫瘍を鑑別できる質問をした後（可能なら血液検査だけ実施），個人的には一旦治療を開始しています．治療経過，反応を見て一般的な反応と合わない，治療抵抗性であると判断した場合は基礎疾患の精査や治療方針の相談を兼ねて紹介するようにしています．悪性腫瘍などの可能性があることだけ忘れなければ，大きな問題はないと考えます．

表2 中毒性表皮壊死症（Toxic epidermal necrolysis: TEN）
診断基準 2005（2011 年 1 月眼病変につき改訂）

① 概念
広範囲の紅斑と，全身の 10％以上の水疱．表皮剥離・びらんなどの顕著な表皮の壊死性障害を認め，高熱と粘膜疹を伴う．原因の大部分は医薬品である．

② 主要所見（必須）
a. 体表面積の 10％を越える水疱，表皮剥離，びらんなどの表皮の壊死性障害．
b. ブドウ球菌性熱傷様皮膚症候群（SSSS）を除外できる．
c. 発熱．

③ 副所見
d. 皮疹は広範囲のびまん性紅斑および斑状紅斑である．
e. 粘膜疹を伴う．眼症状は眼表面上皮欠損と偽膜形成のどちらか，あるいは両方を伴う両眼性の急性角結膜炎．
f. 病理組織学的に，顕著な表皮の壊死を認める．
主要 3 項目のすべてを満たすものを TEN とする．

○ サブタイプの分類
1 型: SJS 進展型（TEN with spots）
2 型: びまん性紅斑進展型（TEN without spots）
3 型: 特殊型

○ 参考所見
治療などの修飾により，主要項目 a. の体表面積 10％に達しなかったものを不全型とする．

原則として

- 皮疹では重症薬疹を見逃さない．粘膜病変がある場合は重症薬疹を考え，
  ➡ 専門医・高次医療機関へ救急搬送
- 瘙痒感・慢性蕁麻疹では難治性，経過に合わない場合は基礎疾患（悪性腫瘍など）も考え，
  ➡ 検査ができる施設へ紹介する

皮疹・瘙痒感のまとめ

皮疹 | 皮膚に対する感染性のもの，薬剤や感染症に対する反応，自己免疫性などさまざま．明確な有病率は不明ながら，成人では薬疹が最も多く，他に乾癬，アトピー性皮膚炎，尋常性ざ瘡が多いといわれている．

表3 薬疹（頻度の多いもの）

重症薬疹の報告薬剤

Rank	重症薬疹分類							
	DIHS		SjS		TEN		EM	
	医薬品	報告数	医薬品	報告数	医薬品	報告数	医薬品	報告数
1	カルバマゼピン	746	アロプリノール	321	アセトアミノフェン	180	ソラフェニブトシル酸塩	285
2	アロプリノール	332	ロキソプロフェンナトリウム水和物	296	アロプリノール	167	アモキシシリン水和物	157
3	フェニトイン	173	カルバマゼピン	283	ロキソプロフェンナトリウム水和物	155	リバビリン	140
4	ラモトリギン	149	アセトアミノフェン	205	ジクロフェナクナトリウム	119	カルバマゼピン	129
5	ゾニサミド	133	ラモトリギン	204	ファモチジン	113	セレコキシブ	128
6	フェノバルビタール	132	クラリスロマイシン	171	レボフロキサシン水和物	101	テラプレビル	128
7	メキシレチン塩酸塩	130	総合感冒剤（一般薬）	168	総合感冒剤（一般薬）	86	ペグインターフェロンアルファー2b（遺伝子組換え）	123
8	サラゾスルファピリジン	126	非ピリン系感冒剤	134	非ピリン系感冒剤	86	クラリスロマイシン	118
9	バルプロ酸ナトリウム	115	カルボシステイン	131	ランソプラゾール	81	ラモトリギン	102
10	アセトアミノフェン	42	セフカペンピボキシル塩酸塩水和物	127	アスピリン	71	イトラコナゾール	89

128 ● 症候編

	重症薬疹分類							
Rank	DIHS		SjS		TEN		EM	
	医薬品	報告数	医薬品	報告数	医薬品	報告数	医薬品	報告数
11	スルファメトキサゾール・トリメトプリム	39	ジクロフェナクナトリウム	118	メロペネム水和物	71	アロプリノール	83
12	フェニトインナトリウム	37	レボフロキサシン水和物	113	バルプロ酸ナトリウム	69	ロキソプロフェンナトリウム水和物	81
13	ミノサイクリン塩酸塩	37	ゾニサミド	98	バンコマイシン塩酸塩	68	ランソプラゾール	69
14	クロルプロマジン, プロメタジン配合剤	32	フェニトイン	98	カルバマゼピン	67	アセトアミノフェン	54
15	ジアゼパム	30	ランソプラゾール	96	フロセミド	64	総合感冒剤 (一般薬)	46
16	ミダゾラム	30	ファモチジン	87	フェノバルビタール	58	セフカペンピボキシル塩酸塩水和物	45
17	フロセミド	29	アモキシシリン水和物	86	カルボシステイン	56	ランソプラゾール, アモキシシリン水和物, クラリスロマイシン	43
18	ロキソプロフェンナトリウム水和物	28	解熱鎮痛消炎剤 (一般薬)	82	スルファメトキサゾール・トリメトプリム	55	テルビナフィン塩酸塩	42
19	アスピリン	25	バルプロ酸ナトリウム	75	セフジニル	53	カルボシステイン	41
20	ファモチジン	25	セレコキシブ	74	クラリスロマイシン	51	アモキシシリン水和物, クラブラン酸カリウム	40

DIHS: 薬剤過敏性症候群
SjS: Stevens-Johnson 症候群
TEN: 中毒性表皮壊死症
EM: 多形紅斑

澤田克彦, 他. 重篤な薬疹を引き起こす薬剤に共通点はあるのか. 薬剤疫学. 2014; 19: 31-7.

膨疹・
瘙痒感

ヒスタミンが体内で過剰に産生されることで起きる症状．有病率は 10% 前後とされている．全身疾患の症状であることが多く，10 〜 15% で内科疾患が発見される（Acta Derm Venereol. 2007; 87: 510-6，日皮会誌．2012; 122: 267-80）．

表4 瘙痒感の基礎疾患

疾患	瘙痒感の出現率
ホジキンリンパ腫	30%
非ホジキンリンパ腫	10%
白血病	5%
骨髄増殖性腫瘍（真性多血症）	48%
鉄欠乏性貧血	7.4 〜 13.6%
胆汁うっ滞	80 〜 100%
HIV	11 〜 46%
C 型肝炎	15%
糖尿病	2.7%
腎不全	10 〜 77%
精神疾患（うつ病）	32%（うち 17.5%）

Weisshaar E, et al. Epidemiology of itch: adding to
the burden of skin morbidity. Acta Derm Venereol.
2009; 89: 339-50.

表5 瘙痒感を持続させる可能性がある薬剤（頻度は少ない）

ACE 阻害薬	NSAIDs	高尿酸血症治療薬
ARB	利尿薬	性ホルモン製剤
Ca 拮抗薬	免疫抑制薬	気管支拡張薬
β 遮断薬	高脂血症治療薬	糖尿病治療薬
抗不整脈薬	抗うつ薬	
抗生物質	抗不安薬	

佐藤貴浩, 他. 慢性瘙痒診療ガイドライン. 日皮会誌. 2012; 122:
1-16,
佐藤貴浩, 他. 汎発性皮膚瘙痒症診療ガイドライン. 日皮会誌. 2012;
122: 267-80.

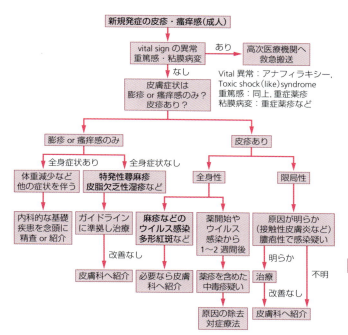

図1 皮疹・瘙痒感診断のフローチャート

Memo

粘膜病変の有無をcheckして，粘膜病変があればすぐに専門施設へ搬送．

16 関節痛・関節炎

　関節痛は高齢者を中心によくみられる症状です．日本国内でもっとも多い関節疾患は**変形性関節症**といわれていますが，**風邪などのウイルス性疾患**でも関節痛は生じます．

　他に common な疾患として**関節リウマチ**や**痛風**があります．本書は基本的に問診と診察で紹介すべき疾患の可能性が高いかを見極めることが狙いですので，まとめのフローチャート **図1** のような考え方が重要と考えています．

Point

・関節痛の主要疾患は変形性関節症，関節リウマチ，痛風，偽痛風，化膿性関節炎など．

急性関節炎

　まず，急性の関節炎で関節穿刺なしで対応可能なものは風邪症候群をはじめとしたウイルス性疾患と痛風くらいです．急性関節炎は化膿性関節炎の可能性がありますので，疑いが否定できなければ関節穿刺などができる施設へ紹介する必要があります（治療は入院になります）．

Point

・化膿性関節炎の可能性がある場合は専門医へ紹介．

　急性関節炎で，単関節炎であれば，**痛風**の可能性をまず考えます．

　関節穿刺なしで痛風を診断するためには，いくつかのチェック項目があります．

　一般に痛風は以下の特徴があるとされています．

① 1回以上の急性関節炎発作がある
② 1日以内に炎症が最高
③ 単関節炎
④ 発赤がある
⑤ 第1趾 MTP 関節（片側性）が炎症を生じる
⑥ 急性片側性足根骨関節炎
⑦ 非対称性の関節腫脹
⑧ 痛風結節あり
⑨ 高尿酸血症あり

このうち 6 個以上の特徴があれば痛風と判断してよいとしている本もあります.

また，以下の基準を満たせばよいというものもあります.

表1 痛風の診断の因子

項目	点数
急性発症，炎症は 1 日以内に最高になる	0.5
関節の発赤	1.0
高血圧 or 心血管疾患がある	1.5
男性	2.0
痛風発作の既往あり	2.0
第 1 趾 MTP 関節の炎症	2.5
血清尿酸値＞ 5.88mg/dL	3.5

8 点以上であれば 80％以上で痛風発作（LR 5.2，痛風として対応）
Clinical diagnosis of gout without joint aspirate. AAFP 2016; 94: 504-5.

これらを確認しながら，痛風かどうかを最初に判断します．痛風の可能性が高ければ，痛風として対処をします.

Point

- 急性単関節炎の有病率は痛風が多い.
- まず，見逃したくない化膿性関節炎と痛風の可能性を評価する.

痛風の可能性が低い場合，ウイルス感染以外は検査ができる施設へ紹介する必要があります.

ウイルス感染を疑い，対症療法を行った患者さんのほとんどは 1 週間ほどで改善すると思われます．その中で反応性関節炎（reactive arthritis）の患者さんや膠原病の初期の患者さんは関節炎が続く可能性があります.

反応性関節炎は欧米と比較して HLA-B27 の頻度が日本人で少ないので，それほど会うことはないかもしれませんが，知識は持っておく必要があると思います．クラミジア菌，サルモネラ菌，赤痢菌，エルシニア菌，キャンピロバクターなどの微生物感染の 4 〜 6 週後に発症

134 ● 症候編

するといわれています．症状は膝，足関節，足趾が多い
とされています．通常は急性期に NSAIDs を使用して
症状をコントロールします．

膠原病に関してはそれぞれの診断基準に合わせて問診
などを取り直して，必要な検査を行い，可能性が高けれ
ば専門施設へ紹介する流れになります．

Point

- 急性関節炎の初期に膠原病の初期が含まれる可能性がある．
- 他の症状に注意しながら鑑別していき，必要ならば専門医へ
  紹介する．

**慢性
関節炎**

一方，**慢性関節炎**は単関節か多関節かで考えます．単
関節の場合は，関節周囲の炎症（肩関節のインピジメン
ト症候群など）の可能性と変形性関節症などの可能性を
考えます．急性発症の場合は感染を常に念頭に置きます
が，長期間の既往があれば可能性は低くなります．た
だ，結核などの関節炎は慢性の経過になるので注意が必
要です．

慢性多関節炎の場合，炎症所見があれば関節リウマチ
などの疾患を念頭に精査を開始すればよいのではないか
と思います．できるだけ早期にあたりをつけて，必要が
あれば紹介するという段取りになります．

原則として

- 単関節炎で明らかに痛風ではない場合，
  ➡ 関節穿刺などができる医療機関へ紹介する
- 多関節炎で膠原病の可能性がある場合，
  ➡ 精査したうえで専門医へ紹介する

関節痛・関節炎のまとめ

関節痛の原因も様々ですが，急性か慢性か，単関節か多関節かで分けていきます．

表2 関節痛をきたす疾患

疾患	有病率（日本）
変形性（膝）関節症	800万人（有症状）
関節リウマチ	124万人
痛風	120万人*
偽痛風	
急性ウイルス感染症	
化膿性関節炎	
自己免疫性疾患	
線維筋痛症	

*高尿酸血症 日本人の約25%

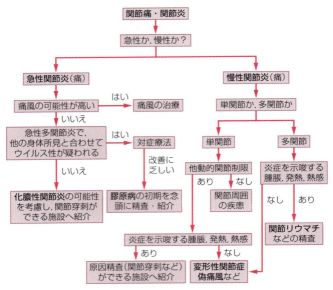

図1 関節痛・関節炎診断のフローチャート

136　● 症候編

Memo

急性化膿性関節炎の可能性は常に考慮

17 腰痛

腰痛症は日本人の多くが経験するものです．筆者は2カ所の椎間板ヘルニアと繰り返す急性腰痛症（ぎっくり腰）もちです．

腰痛の多くは保存的治療で対応できる疾患ですが，稀に緊急対応が必要であったり，悪性腫瘍などの重篤な疾患が紛れていたりします．5～15％（10％前後）が特異的な疾患であり，それを念頭におく必要があります．

Point

・腰痛の10％前後に悪性腫瘍などが原因であることがある．

日本の腰痛診療ガイドライン2012では危険信号を示しており，これらがあるかを確認する必要があります．鑑別に役立つ所見として 表1 のようなものがいわれています．

表1 腰痛の鑑別診断と病歴・臨床所見の尤度比

疾患	所見，病歴	LR +	LR -
悪性腫瘍	がんの病歴	14.7	
	意図しない体重減少	2.7	
	50歳以上の年齢	2.7	
	1カ月で改善がない	3.0	
腰椎椎間板ヘルニア	SLRT	1.2	0.35
	Crossed SLRT	2.4	0.8
	片足に神経症状	患者の90％	
脊柱管狭窄症	神経性跛行	1.2	0.33
	下肢への放散痛	2.2	
	トレッドミル歩行試験で症状改善	3.1	
	65歳以上	2.5	0.33
圧迫骨折	年齢70歳以上	5.5-11.2	0.52-0.81
	ステロイド剤の使用	6.0-48.5	0.75-0.95

Chou R, et al. Diagnosis and treatment of low back pain: a joint clinical practice guideline from the American College of Physicians and the American Pain Society. Ann Intern Med. 2007; 147: 478-91.

Point

腰痛の危険信号

- 発症年齢＜20歳，発症年齢＞55歳，体重減少，広範囲に及ぶ神経症状．
- 時間や活動に関係しない腰痛，胸部痛，発熱，栄養不良．
- がん・ステロイド治療・HIVの既往，側彎症や後彎症．

　　危険信号の中に**胸痛**が含まれています．心筋梗塞の痛みを背部痛と伝える患者さんがいたり，胸部大動脈瘤や**腹部大動脈瘤などの心血管疾患**があったりするからです．

表2 腹部大動脈瘤のリスク因子

項目	オッズ比
喫煙歴がある（現在，既往）	3.40（2.97-3.89）
男性	1.96（1.71-2.23）
年齢　65歳以上	1.07（1.06-1.07）
高血圧	1.29（1.13-1.48）
脂質異常症	1.24（1.10-1.40）

Baumgartner I, et al. Cardiovascular risk profile and outcome of patients with abdominal aortic aneurysm in out-patients with atherothrombosis: data from the Reduction of Atherothrombosis for Continued Health (REACH) Registry. J Vasc Surg. 2008; 48: 808-14.

　　腰痛に関しては初期に手術などの対応が必要なグループを確実に救急搬送し，悪性腫瘍などの重大な疾患を鑑別に含めていれば，保存的治療を行って反応をみるという対処は僻地医療や検査器具などがない環境では，選択肢に入ると考えています．

原則として

- 腰痛の危険信号をもつ患者は，
  ➡ 高次医療機関へ紹介，もしくは救急搬送
- 特にがんの既往歴がある患者の腰痛は精査が必要なので，
  ➡ かかりつけ医か専門医に紹介する．

腰痛のまとめ

腰痛症も Common な疾患ですが，危険信号のある患者は精査が必要になります．

表3 腰痛の診断頻度

	n	%
異常なし	89	6.9
腰痛症	257	20.0
腰椎分離・すべり症	42	3.3
坐骨神経痛	154	12.0
腰部脊柱管狭窄症	29	2.3
骨粗しょう症	34	2.7
変形性脊椎症	51	4.0
腰の骨の骨折	21	1.6
腰の捻挫・打撲	71	5.5
ヘルニア	76	5.9
その他	145	11.3
わからない	307	23.9

福原俊一，他. 腰痛に関する全国調査報告書（2003年）.
東京: 日本リサーチセンター. 2003.

骨粗鬆症による圧迫骨折，転移性腫瘍，化膿性脊椎炎などの可能性（内科的基礎疾患のある可能性）は5〜15%という報告もある（WHO. Priority Medicines for Europe and the World "A Public Health Approach to Innovation", Chou R, et al. Diagnosis and treatment of low back pain: a joint clinical practice guideline from the American College of Physicians and the American Pain Society. Ann Intern Med. 2007; 147: 478-91）.

表4 腰痛の特異的な疾患

疾患	頻度
悪性腫瘍	0.7%
骨粗鬆症による圧迫骨折	4.0%
骨髄感染症(化膿性脊椎炎)	0.01%
強直性脊椎炎	0.3～5.0%
腰椎椎間板ヘルニア,脊椎管狭窄症	4.0～5.0%
馬尾症候群	0.04%
腹部大動脈瘤	不明

Chou R, et al. Diagnosis and treatment of low back pain: a joint clinical practice guideline from the American College of Physicians and the American Pain Society. Ann Intern Med. 2007; 147: 478-91.

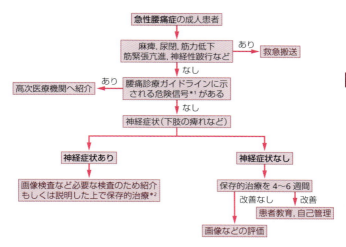

*1 発症年齢<20歳
発症年齢>55歳
体重減少
広範囲に及ぶ神経症状
時間や活動に関係しない腰痛
胸部痛,発熱,栄養不良
がん,ステロイド治療,HIVの既往
側彎症や後彎症

*2 20～40歳の片側性神経症状で,腰椎椎間板ヘルニアが疑われ,安静+NSAIDsで様子をみることができる患者に限り

図1 腰痛診断のフローチャート

Memo

腰痛の危険信号だけは念頭に入れて問診です．

18 疲労感・倦怠感

　疲労感・倦怠感を主訴に外来にくる患者さんは2〜7%といわれており比較的多い症状になります．倦怠感を主訴にする患者の多くは生活リズムの変化，一時的な不眠，ストレスなどといわれています．その中で**悪性腫瘍を含む重大な内科的な疾患が10%未満**とされますが，存在しています．

　疲労感・倦怠感を主訴に受診した患者さんをみる際には，他の随伴症状がないかを確認し，内科的な疾患がないか確認することが重要です．

　疲労だけで内科的な疾患を診断するのはほぼ不可能なので，**随伴症状の有無を確認**します．

表1 倦怠感の随伴症状と基礎疾患

随伴症状	疑われる疾患
発熱，盗汗	感染症，悪性腫瘍（リンパ腫など）
体重減少	感染症，悪性腫瘍，甲状腺機能亢進症，うつ病など
息切れ	心不全，貧血，COPD など
動悸	不整脈，心疾患，甲状腺機能亢進症，貧血，不安障害
関節痛	感染症，膠原病
背部痛（腰痛），骨痛	転移性骨腫瘍，骨髄腫，筋骨格系疾患など
口渇・多尿	糖尿病，電解質異常，尿崩症
腹痛	炎症性腸疾患，悪性腫瘍，過敏性腸症候群など
睡眠障害	うつ病，睡眠時無呼吸症候群，不安症，不眠症など

Point

- 疲労・倦怠感に全身疾患を疑う随伴症状があれば，基礎疾患があることを考慮し精査する．

　基礎疾患があり，その悪化が疑われれば治療をします．新しい薬が始まったばかりであれば，その副作用を考慮します．また，新規発症の内科的疾患の可能性が高ければ精査を行い，必要に応じて紹介します．

精神的疾患と疲労

その一方で疲労を訴える多くの患者さんでは不眠，不安，ストレス障害などがあるとされています．有病率的には圧倒的多数です．そのため睡眠状態や不安，抑うつなどの確認をします．

Point

- 疲労の原因にはうつ，不眠，不安などのストレス障害が多い．

抑うつに関しては DSM-5 のうつ病の診断基準を示しますが，うつ病の診断基準を満たさなくても気分障害や不眠症の患者さんは大勢います．

表2 うつ病 (DSM-5)/ 大うつ病性障害の診断基準の要約

1. 以下の症状のうち5つ以上が2週間以上存在し，発病前と比較し機能障害を起こしている．症状には抑うつ気分か興味・喜びの消失が含まれる．
   (1) ほぼ一日中，毎日続く抑うつ気分
   (2) ほぼ一日中，毎日続く興味・喜びの減退・消失
   (3) 意図しない体重の減少・増加，もしくは食欲の減退・増加
   (4) ほぼ毎日の不眠・過眠
   (5) ほぼ毎日の精神運動焦燥，もしくは制止
   (6) ほぼ毎日の疲労感，気力の減退
   (7) ほぼ毎日の無価値観，もしくは不適切な罪悪感
   (8) 思考力や集中力の減退，決断困難
   (9) 自殺念慮，自殺企図
2. 上記症状により臨床的に意味のある苦痛，社会的な機能障害を起こしている．
3. 上記症状はある種の物質・薬剤による影響や他の病気の影響ではない．

なお，プライマリケア領域でうつ病の診断につながりやすいとされているものは，表3 の症状です．

また，**質問票**でいくつか有用なものがいわれています．世界中でよく使われている（日本，もちろん自衛隊でも使用している）**CES-D** はその一つです．質問項目とその感度，特異度を 表4 示します．

他に PHQ-9 というスクリーニングもあります 表5．
こちらはプライマリケア領域では LR ＋ 7.3，LR － 0.14 といわれています（Kroenke K, et al. The PHQ-9: validity of a brief depression severity measure. J Gen Intern Med. 2001; 16: 606 ± 613）．これらを使用してうつ病をスクリーニングしていきます．

表3 うつ病の症状と頻度

症状	感度	特異度	LR +	LR −
抑うつ気分	72.9%	70.4%	2.5	0.4
興味，喜びの減退	77.3%	61.1%	2.0	0.4
食欲・体重変化	72.2%	85.4%	4.9	0.3
不眠・過眠	74.1%	75.0%	3.0	0.3
精神運動焦燥・制止	80.0%	48.5%	1.6	0.4
疲労・気力の減退	84.5%	50.0%	1.7	0.3
無価値観・罪の意識	75.4%	61.4%	2.0	0.4
思考力・集中力の低下	61.8%	76.2%	2.6	0.5
希死念慮	77.0%	90.9%	8.5	0.3

Henriques SG, et al. Recognition of depressive symptoms by physicians. CLINICS. 2009; 64: 629-35.

表4 CES-D 質問項目
(cut-off 19/60 点:感度 93%，特異度 92%，LR + 13.1，LR − 0.09)

・各項目ごとに回答によって 0 ～ 3 点加算し，満点は 60 点
① 普段は何でもないことがわずらわしいと思う
② 食べたくない，食欲が落ちたと思う
③ 家族や友達から励ましてもらっても気分が晴れない
④ 他人と同じ程度には能力があると思う
⑤ 物事に集中できない
⑥ 憂鬱だと感じる
⑦ 何をするのも面倒だ
⑧ これからのことについて積極的に考えられる
⑨ 過去のことについてくよくよ考える
⑩ 何か恐ろしい気持ちがする
⑪ なかなか眠れない
⑫ 生活について不満なく過ごせている
⑬ 普段より口数が少ない
⑭ 一人ぼっちで寂しい
⑮ 皆がよそよそしいと思う
⑯ 毎日が楽しい
⑰ 急に泣きだしたくなる
⑱ 悲しいと感じる
⑲ 皆が自分を嫌っていると感じる
⑳ 仕事（勉強）が手につかない

堤　明純. 職場におけるメンタルヘルス不調のスクリーニング. 総合健診. 2016; 43: 313-9.

表5 PHQ-9 日本語版（JSAD 版）

この 2 週間，次のような問題にどのくらい頻繁（ひんぱん）に悩まされていますか？

右の欄の最もよくあてはまる選択肢
（0．全くない，1．週に数日，2．週の半分以上，3．ほとんど毎日）
の中から一つ選び，その数字に○をつけてください

		全くない	数日	半分以上	ほとんど毎日
1	物事に対してほとんど興味がない，または楽しめない	0	1	2	3
2	気分が落ち込む，憂うつになる，または絶望的な気持ちになる	0	1	2	3
3	寝付きが悪い，途中で目がさめる，または逆に眠り過ぎる	0	1	2	3
4	疲れた感じがする，または気力がない	0	1	2	3
5	あまり食欲がない，または食べ過ぎる	0	1	2	3
6	自分はダメな人間だ，人生の敗北者だと気に病む，または，自分自身あるいは家族に申し訳がないと感じる	0	1	2	3
7	新聞を読む，またはテレビを見ることなどに集中することが難しい	0	1	2	3
8	他人が気づくぐらいに動きや話し方が遅くなる，あるいは反対に，そわそわしたり，落ちつかず，ふだんよりも動き回ることがある	0	1	2	3
9	死んだ方がましだ，あるいは自分を何らかの方法で傷つけようと思ったことがある	0	1	2	3

10 あなたが，いずれかの問題に 1 つでもチェックしているなら，
それらの問題によって仕事をしたり，家事をしたり，他の人と仲良くやって
いくことがどのくらい困難になっていますか？

＜ 0．全く困難でない　1．やや困難　2．困難　3．極端に困難＞

―――――――――――――――――――― 以上です

私はうつ病の診断がつかない（抑うつ状態）患者さんであれば，だいたい**睡眠障害の**コントロールから入ります．慢性疲労の時に補中益気湯などを併用することもあります．

Point

- 疲労感を主訴に受診された患者さんでは睡眠障害が並存することが多い．
- 睡眠障害が改善すると疲労感も改善することはある．

　うつ病の診断基準を満たす患者さんでも，軽症（日本うつ病学会治療ガイドライン（2016 年）では 5 項目をギリギリ満たす程度で，対人的・社会的機能障害はわずかなものとされます）で抗うつ薬を使用しないレベルであれば，同様に対応していることがあります．なお，軽症うつ病に対する抗うつ薬の使用は慎重にとガイドラインに記載があります（プラセボに対する優位性が低い．軽傷の場合はプラセボを飲ませてもかなり改善する．忍容性からは SSRI：レクサプロ® など）．治療の詳細はガイドラインを確認してください．**双極性障害やうつ病の中等症以上，希死念慮のある患者，不安症など精神的並存疾患を持つ患者（57％くらいいる）などは紹介することが基本となります．**

Point

- 重症のうつ病，双極性障害，他の精神疾患を持つ患者は専門医へ紹介．

精神的疾患がない場合

不眠に関しては別項目で扱います．

　精神的疾患の可能性が低い場合，可能であれば血液検査などでわかる範囲の検索をかけます（検査ができるなら同時にやっていることも多いかもしれませんが）．異常があればその対応をしますが，異常がない場合は診断に困るかもしれません．

　最終的に慢性疲労症候群（表6）や線維筋痛症などの診断基準を満たす可能性があるか，それを検討します．線維筋痛症は基本的に疼痛が主体の疾患ですので，疼痛も認める場合にガイドラインを参考にして判断し，紹介ください（有病率は日本でも 1 〜 2％）．

表6 慢性疲労症候群（CFS）臨床診断基準

前提Ⅰ.
1. 6カ月以上持続ないし再発を繰り返す疲労を認める（CFS診断に用いた評価期間の50%以上認める）
2. 病歴，身体所見，臨床検査（別表1-1）を精確に行い，慢性疲労をきたす疾患・病態を除外するか，経過観察する。また併存疾患を認める
   ア）CFSを除外すべき主な器質的疾患・病態を別表1-2に示す
      （但し，治療などにより病態が改善している場合は経過観察とし，1年間（がん，主な神経系疾患，双極性障害，統合失調症，精神病性うつ病，薬物乱用・依存症などは5年間）以上にわたって疲労の原因とは考えられない状態が続いている場合は除外しない：たとえばコントロール良好な内分泌・代謝疾患，睡眠障害など）
   イ）A. 下記の患者に対しては，当該病態が改善され，慢性疲労との因果関係が明確になるまで，CFSの診断を保留にして経過を十分観察する
         (1) 治療薬長期服用者（抗アレルギー薬，降圧剤，睡眠薬など）
         (2) 肥満（BMI > 40）
       B. 下記の疾患については併存疾患として取り扱う
         (1) 気分障害（双極性障害，精神病性うつ病を除く），身体表現性障害，不安障害
         (2) 線維筋痛症，過敏性腸症候群など機能性身体症候群に含まれる病態

前提Ⅱ. 以上の検索によっても慢性疲労の原因が不明で，しかも下記の4項目を満たすとき
   (1) この全身倦怠感は新しく発症したものであり，発症の時期が明確である
   (2) 十分な休養をとっても回復しない
   (3) 現在行っている仕事や生活習慣のせいではない
   (4) 疲労・倦怠の程度は，PS（performance status: 別表1-3）を用いて医師が評価し，3以上（疲労感のため，月に数日は社会生活や仕事ができず休んでいる）のものとする

前提Ⅲ. 下記の自覚症状と他覚的所見10項目のうち5項目以上認めるとき
   (1) 労作後疲労感（労作後休んでも24時間以上続く）
   (2) 筋肉痛
   (3) 多発性関節痛. 腫脹はない
   (4) 頭痛
   (5) 咽頭痛
   (6) 睡眠障害（不眠，過眠，睡眠相遅延）
   (7) 思考力・集中力低下
   （以下の他覚的所見（3項目）は，医師が少なくとも1カ月以上の間隔をおいて2回認めること）
   (8) 微熱
   (9) 頸部リンパ節腫脹（明らかに病的腫脹と考えられる場合）
  (10) 筋力低下

臨床症候によるCFS診断の判定
   (1) 前提Ⅰ，Ⅱ，Ⅲ，を満たしたときCFSと診断する
   (2) 感染後の発病が明らかな場合は感染後CFSと診断する
   (3) 気分障害（双極性障害，精神病性うつ病を除く），身体表現性障害，不安障害，線維筋痛症などの併存疾患との関連を次のように分類する
      A群：併存疾患（病態）をもたないCFS
      B群：経過中に併存疾患（病態）をもつCFS
      C群：病病と同時に併存疾患（病態）をもつCFS
      D群：発病前から併存疾患（病態）をもつCFS
   (4) 前提Ⅰ，Ⅱ，Ⅲのいずれかに合致せず，原因不明の慢性疲労を訴える場合，特発性慢性疲労（idiopathic chronic fatigue: ICF）と診断し，経過観察する

（本書では別表省略）

倉恒弘彦，他. 慢性疲労症候群（CFS）診断基準（平成25年3月改訂）. 厚生労働科学研究費補助金（障害者対策総合研究事業）（神経・筋疾患分野）（分担）研究年度終了報告書. 2013.

> ······ **原則として** ······
>
> ・10％程度の重篤な器質的疾患があることを考え，体重減少や発熱などの随伴症状がある患者は，
>   ➡ 精査ができる施設へ紹介する．
> ・精神疾患が多いため，重度のうつ病や双極性障害，他の精神疾患を並存する患者は，
>   ➡ 専門医へ紹介する．

疲労感・倦怠感のまとめ

疲労感・倦怠感の多くは精神的なものや，一過性の感染症等などが多いとされますが10％に重大な疾患があるとされています．

表7 Primary care 領域での疲労の原因（疲労が主訴の疾患）

原因	欧米*	欧米*[2]
うつ病（および精神的疾患）	18.5％	16.5％
重大な全身疾患	4.3％	
悪性腫瘍	0.6％	0.7％
貧血	2.8％	1.6％
慢性疲労症候群	0.87％	0.7％
筋骨格系疾患（腰痛，背部痛，肩こり）		19.4％
消化器系疾患（過敏性腸症候群など）		8.1％
神経系疾患（めまい，頭痛など）		6.7％
感染症		18.2％
甲状腺疾患（機能低下：亢進＝7：3）		1.8％
糖尿病		0.7％
呼吸器疾患（喘息，COPD など）		4.9％
心疾患		1.9％
その他（薬の副作用，アレルギー，瘙痒など）		

*Stadje R, et al. The differential diagnosis of tiredness: a systematic review. BMC Family Practice. 2016; 17: 147.
*[2]Ijrolder I, et al. Diagnoses during follow-up of patients presenting with fatigue in primary care. CMAJ. 2009. doi:10.1503/cmaj.090647.

表8 質問票の記載

患者背景など	頻度
不安など	61.1%
不眠（睡眠障害）	65.6%
抑うつ	24.1%
呼吸器疾患を持つ	6.9%
糖尿病を持つ	3.2%

Ijrolder I, et al. Diagnoses during follow-up of patients presenting with fatigue in primary care. CMAJ. 2009. DOI:10.1503/cmaj.090647.

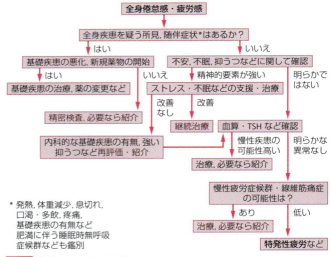

* 発熱, 体重減少, 息切れ, 口渇・多飲, 疼痛, 基礎疾患の有無など 肥満に伴う睡眠時無呼吸症候群なども鑑別

図1 疲労感・倦怠感診断のフローチャート

Memo

治療が必要な重大疾患
の見逃しやうつ病には
気をつけましょう.

19 認知症

　　認知症は 65 歳以上の高齢者の 15％に認められると
されている疾患ですが，診断基準は DSM-5 や ICD-10
に示されていますが以下のように要約できます．

表1 DSM-5 の認知症診断基準の要約

① 1 つ以上の認知領域において，以前の行為水準から
　有意な認知の低下がある
② 日常生活に支障がある
③ せん妄の状況でのみ起こるものではない
④ うつ病や統合失調症による症状ではない

　　認知症をスクリーニングするために長谷川式簡易知能
評価スケール（HDS-R）や Mini-Mental Status Exam
（MMSE）が一般的に使用されます．この感度，特異度
は以下のようにいわれています．

表2 認知症スクリーニングの有用性

評価	感度	特異度	LR＋	LR－
HDS-R	90%	82%	5.0	0.12
MMSE	87%	82%	4.8	0.16
MMSE 日本語	83%	93%	11.9	0.18

Creavin ST, et al. Mini-Mental State Examination (MMSE) for
the detection of dementia in clinically unevaluated people
aged 65 and over in community and primary care populations.
Cochrane Database of Systematic Reviews 2016, Issue 1. Art. No.:
CD011145. doi: 10.1002/14651858.CD011145.pub2.

　　個人的には**認知症に関しては HDS-R と MMSE が一
般診療における武器**で，認知症と診断がついたら一度は
専門家に見てもらうほうがよいと思っています．認知症
の診断の後，鑑別診断（原因検索）がありますので．た
だし，**家族や本人がすごく困っている場合が大前提**で，
自覚症状がある「物忘れ」は多かれ少なかれあります．

152 ● 症候編

Point

- 認知症の有病率は高いので専門医へ紹介するべき認知症を判断する必要もある. 本人や家族が困っている場合は専門医へ一度紹介するべきだと考える.

表3 改訂長谷川式簡易知能評価スケール（HDS-R）

質問内容	注意事項
年齢（1点）	2年までの誤差は正解とする.
日時の見当識（4点）	年・月・日・曜日を別々に聞いても良い. 正答に対して, 得点を与える.
場所の見当識（2点）	場所が本質的にとらえられていればよい. 正答が出なかった場合は5秒おいてからヒントを与える.
3つの言葉の記銘（3点）	正解が出なかった場合は, 正答の数を採点した後に, 正しい答えを教え, 覚えてもらう. 3回言っても覚えられない場合は, 遅延再生の項目から覚えられなかった言葉を除外する.
計算（2点）	最初の引き算の答えが誤ったものであれば, そこで中止し次の設問へ進む.
数字の逆唱（2点）	3桁と4桁の数字の逆唱を行うが, 3桁の逆唱に失敗したらそこで中止し次の設問へ進む.
3つの言葉の遅延再生（6点）	もし答えられない言葉があった場合は少し間隔をおいてからヒントを与える.
5つの物品記銘（5点）	用いる物品に特に指定はないが, 「時計」「鍵」「タバコ」「ペン」「硬貨」など相互に無関係なものを用いる.
言語の流暢性（5点）	途中で言葉に詰まり10秒程度待っても次の野菜の名前が出てこない場合はそこで打ち切る.

河月 稔. 医学検査. 2017; 66: No.J-STAGE-2. 11-21.

認知症疾患診療ガイドラインから診断フローチャートをもってきましたが **図1**, 検査（血液検査, 画像検査）などができなければ前に進みません. それを大前提として検査ができない環境で患者さんをどこまで専門家以外が担当するか, ここまでは可能ではないかというギリギリのラインを考えています.

認知機能が低下した患者さんに確認するのはいつから, どのような経過か……という話ですが, **急性の認知機能低下であれば治癒できる疾患の可能性**がありますので, 検査ができないのであれば紹介になります. 検査ができても治療ができないならば, 紹介です.

表4 Mini-Mental State Examination（MMSE）

質問内容	注意事項
時間の見当識（5点）	年，季節，月，日，曜日について質問し，正答に対して得点を与える．
場所の見当識（5点）	原版では state, country, town, hospital, floor について質問している．
物品名の復唱（3点）	原版では3つの関連のない物の名前を伝えるとされているが，物の指定はされていない．
注意（計算 Serial 7's あるいは言葉の逆唱）（5点）	原版では計算ができない，あるいはしたがらない場合は言葉の逆唱を行うとなっている．
物品名の想起（3点）	物品名の復唱で全て復唱できなかった場合は，行なわない．
物品名の呼称（2点）	原版では腕時計と鉛筆をみせるとなっている．
文章の反復（1点）	原版では「No ifs, ands or buts」となっている．
3段階の口頭命令（3点）	白紙の紙を与え，3段階の動作命令を一度に与える．
読解（1点）	対象は高齢者が多いので，「眼を閉じなさい」という文章は，大きくはっきり見える字で提示する．
書字（1点）	文章には主語と述語が含まれていれば，正しい文法や句読点でなくても構わないものとする．
図形模写（1点）	模写された図形は角が10個あり，2つの五角形が交わっている必要がある．手指の震えによる線のゆがみは無視して評価する．

河月　稔. 医学検査. 2017; 66: No.J-STAGE-2. 11-21.

Point

・急性の認知機能低下は治癒できる疾患の可能性があるので，検査ができない施設であれば専門医へ紹介する．

次に慢性に経過している**認知機能低下で65歳未満，特に40〜50歳代などは基本的に紹介**です．若年だから確実に……というのもありますが，若年の認知症は鑑別が難しく，専門医に紹介するようにガイドラインにも記載があります．

Point

・慢性経過の認知症で65歳未満は専門医へ紹介する．（ガイドラインに記述あり）

次に簡易検査で認知症の可能性が高いかどうかです．HDS-R も MMSE も陽性尤度比 5.0，陰性尤度比 0.2 未満ですので，基準を満たせばかなりの可能性で認知症が

あり，基準を満たさなければ認知症の可能性はかなり低くなります．認知症の可能性が高ければ，少なくとも画像検査は必要ですので，それができなければ一度は紹介するべきだろうと思います（**慢性硬膜下血腫**などを見逃したら大変です）．

Point

- 認知機能の亜急性の経過で慢性硬膜下血腫の可能性があるならば紹介．
- 慢性経過で本人・家族が困っていない場合は家族らと相談．

あとは**軽度認知機能障害**（MCI or MCD）などの診断基準を満たすかです．MCI は日常生活の障害はないが，認知機能などに障害があり，正常とはいえないという状態です．簡易検査として MMSE よりも MoCA-J という検査法がよいとされております（日本語版 MMSE 26 点以上の MCI で，日本語版では MCI の感度 93%，特異度 87%）．

表5 MCD の基準の要約（ICD-10）

(1) 2 週間以上のほとんどの間，認知機能の障害が存在し，その障害は下記の領域におけるいずれかの障害による．
　　① 記憶（特に早期），あるいは新たなことを覚えること
　　② 注意あるいは集中力
　　③ 思考〔例〕問題解決や抽象化における緩徐化〕
　　④ 言語〔例〕理解，喚語〕
　　⑤ 視空間機能
(2) 神経心理検査や精神状態検査等の定量化された認知評価において，遂行能力の異常あるいは低下が存在すること．
(3) 認知症（F00-F03），器質的健忘症候群（F04），せん妄（F05），脳炎後症候群（F07.1），脳震盪後症候群（F07.2），精神作用物質使用による他の持続性認知障害（F1x. 74）ではないこと．

World Health Organaization. The ICD-10 classfication of mental and behavioural disorders: diagnostic criteria for reseach. Geneva: World Health Organization: 1993.

MCI は正常化する可能性が 16 〜 41%，進行して認知症になる可能性が年率 15% 程度といわれます．しかし，2017 年のガイドラインではコリンエステラーゼ阻害薬を使用しても有効性は証明されておらず，**生活習慣病の改善と適度な運動が認知症予防の項目に記載**されています．一般内科レベルでは進行しないかどうかの経過観察を行いながら，これらの管理を行うことが大事ではないかと思います．

原則として

- 本人や家族が困っている認知症は
  ➡ 専門医へ紹介する.
  ただし, 本人が自覚している物忘れかどうかは判断する.
- 急性の認知機能低下は,
  ➡ 専門医へ紹介する.
- 65歳未満の慢性認知機能低下は,
  ➡ 専門医へ紹介する.

認知症（物忘れ）のまとめ

認知症の有病率　65 歳以上の 15％．85 歳を超えると 30％以上となる．

軽度認知機能障害　65 歳以上の 15 〜 25％．認知症への進行が 5 〜 15％，正常化が 16 〜 41％とされている．

表6 認知機能障害を呈する疾患頻度

疾患名	頻度
アルツハイマー型認知症	67.6%
血管性認知症	19.5%
Lewy 小体型認知症（認知症合併パーキンソン病を含む）	4.3%
前頭側頭葉変性症	約5.0%

日本神経学会，監．「認知症疾患診療ガイドライン」作成委員会，編．認知症疾患診療ガイドライン 2017．東京: 医学書院．2017 を参考に作成．

表7 認知症の鑑別疾患

疾患グループ	
中枢性神経変性疾患	4 大認知症（ 表6 の 4 疾患），進行性核上性麻痺，大脳皮質基底核変性症など
血管性認知症	脳梗塞，慢性硬膜下血腫など
脳腫瘍	原発性脳腫瘍，転移性脳腫瘍
正常圧水頭症	
頭部外傷	
神経感染症	ウイルス性脳炎，Creutzfeltz-Jakob 病，脳膿瘍など
臓器不全	腎不全，肝不全など
内分泌疾患	甲状腺機能低下症など
代謝性疾患など	慢性アルコール中毒，ビタミン B_1 欠乏，ビタミン B_{12} 欠乏，
電解質異常	
自己免疫性疾患	神経ベーチェット，多発性硬化症など
その他	

河月　稔．医学検査．2017; 66: No.J-STAGE-2．11-21．

19 認知症

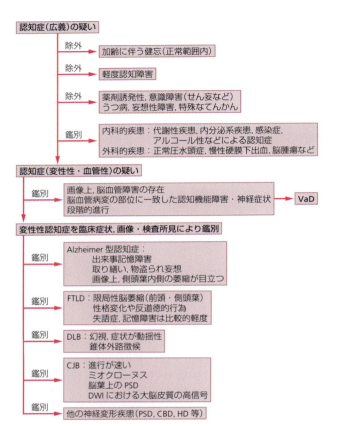

VaD: vascular dementia, FTLD: frontotemporal lobar degeneration, DLB: dementia with Lewy bodies, CJD: Creutzfeldt Jacob desease, PSD; periodic synchronous discharge, DWI: diffusion weighted image, PSP: progressive supranuclear palsy, CBD: corticobasal degeneration, HD: Huntington's disease

図1 認知症診断のフローチャート
日本神経学会, 監. 「認知症疾患診療ガイドライン」作成委員会, 編. 認知症疾患診療ガイドライン 2017. 東京: 医学書院; p.37.

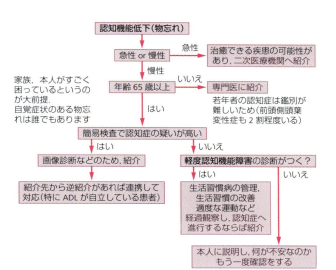

図2 認知機能低下患者の対応フローチャート

Memo

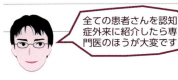

20 不眠

　睡眠障害は日本人の20％もの人が訴える一般的な症状です．不眠症の診断基準を満たすかは別ですが，一般診療をしていても導入剤の希望などはよくある話だと思います．

　主訴が不眠・睡眠障害できた患者さんに関して，**精神疾患の頻度が高く，また10％程度に全身疾患の可能性もある**ことから問診は重要です．

Point

- 不眠の10％に全身疾患の可能性がある．

　不眠を訴えている患者が「**呼吸困難**」で眠れないのであれば，**心疾患や呼吸器疾患を考えますし，頻尿であれば前立腺肥大**などの影響を考えると思います．

Point

- 随伴症状から内科疾患などの可能性を確認する．

　一番重要なのは痛みで目が覚めてしまう場合などは「何かがおかしい」と思わなくてはいけないことだと思います．がん性疼痛なども「**眠ることができるように痛みをコントロールする**」わけですが，眠れないほどの痛みが睡眠時（安静時）に出るというのは危ないわけです．

Point

- 眠れないほどの痛み，眠れないほどの痒みは基礎疾患があるので精査する．

　このように不眠の原因によってはプライマリケア領域では対応できないものも多いので，問診でそれを確認することを心がけなくてはならないと思います．

160 ● 症候編

原則として

- 不眠のために「睡眠薬が欲しい」という患者の随伴症状をよく確認する.
- 随伴症状から**原因疾患がないか，がん性疼痛などの可能性がないか確認する**.
- 精神疾患が疑われる場合，状況に合わせて，
  ➡ 専門医に紹介する

不眠のまとめ

不眠症 | 睡眠の量，質に対する不満が，日常生活に支障をきたす原因になっており，1 週間に 3 日以上，3 カ月以上持続している状態.

表1 不眠症診断の要点

① 睡眠の量・質に対する不満が
　　入眠困難・中途覚醒・早期覚醒を伴って存在する
② 日常生活に支障をきたしている
③ 少なくとも 1 週間の内 3 日は症状がある
④ 3 カ月以上持続している
⑤ 良好な睡眠環境下でも起きる
⑥ 睡眠 - 覚醒障害によるものではない
⑦ アルコール - カフェイン等の作用によるものではない
⑧ 併存疾患では説明できない

表2 睡眠に影響を与える疾患

鑑別疾患	
精神疾患	30〜40%
むずむず脚症候群	15%
内科・神経疾患	4〜11%
睡眠環境障害・ライフスタイル	10%
睡眠時無呼吸症候群	5〜9%
精神を賦活する薬剤(アルコール,カフェインなど)	3〜7%
原発性睡眠障害	12〜16%

Maurice M. Observation of the natural evolution of insomnia in the American general population cohort. Sleep Med Clin. 2009; 4: 87-92.

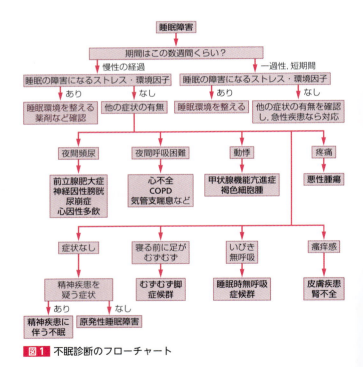

図1 不眠診断のフローチャート

Memo

夜間の疼痛や呼吸困難を伴う不眠は基礎疾患の検索が大事です．

Part 2

疾 患 編

1 風邪症候群

疾患	急性のウイルス感染症のうち，上気道を中心に症状を呈するもの．咳嗽の強い下気道感染を呈するものもある．
症状	発熱，咽頭痛，鼻汁が基本的な症状．咳嗽，喀痰などの症状が加わることもある．
診断	前記症状に加え，複数の臓器症状があり，ほかの疾患が否定できるのであればほぼ診断可能．ウイルス感染のため，複数臓器に症状がまたがる．
注意点	体温が 38℃を超えて，患者の全身状態が悪い場合は「風邪らしくない」と考えて注意が必要．
治療方針	基本的に対症療法

方針・用量

鼻汁を持つ
➡ PL 顆粒　3g 分 3　毎食後

鼻汁がなく，発熱や咽頭痛が主体
➡ カロナール®（200）　6 錠　分 3　毎食後

喀痰を伴う
➡ ムコダイン®（200）　6 錠　分 3　毎食後

咳嗽
➡ 基本的に辛くなければ抑えない（咳嗽は防御反応）

咳嗽のため，眠れない
➡ リン酸コデイン　20mg 分 1　眠前

前記に加えて

症状のピーク

葛根湯など

補中益気湯など

柴胡桂枝湯など

高次医療機関に紹介のタイミング	・患者が高齢者で風邪のために食欲などが低下し，脱水に陥るなど全身状態が悪化している場合 ・ウイルス感染に加えて，ほかの疾患が合併していることが示唆される場合

Memo

患者さんの状態をみて
外来で対応するか判断
しましょう.

② 急性胃腸炎

疾患
　　消化管に対する**ウイルス性感染症**．下痢だけなど「急性腸炎」であれば，細菌性の可能性が出てくる．また，食中毒（厳密には感染症ではない）の場合も毒素性食中毒などで嘔気，嘔吐を伴う．

症状
　　下痢，腹痛が主体．発熱や，悪心・嘔吐を伴うこともある．

診断
　　基本的に下痢などを中心とした症状があり，血便などの細菌性を示唆する所見がなければ，「ウイルス性」の急性胃腸炎として対症療法を行う．

　　発熱，悪心・嘔吐，下痢を伴う場合，ノロウイルスの可能性がある．ノロウイルスの迅速診断キットの保険適用は「ⓐ 3 歳未満の患者，ⓑ 65 歳以上の高齢者，ⓒ悪性腫瘍の診断が確定している患者，ⓓ臓器移植後の患者，ⓔ抗悪性腫瘍薬・免疫抑制薬で治療中の患者」のみ．

注意点
　　ノロウイルス検査の感度 36 ～ 80％，特異度 47 ～ 100％と報告により差があるため，現場で使うかどうかは判断が分かれる．脱水などが起きている場合は生死に関わることもあるので，十分に注意する．

　　ノロウイルスアウトブレイクは以下の 4 項目を満たす場合（Kaplan Criteria）に疑う．
　　ⓐ 有症状の半数以上で嘔吐を認める
　　ⓑ 平均潜伏期間が 24 ～ 48 時間
　　ⓒ 平均有症状期間が 12 ～ 60 時間
　　ⓓ 便培養から原因となる細菌が検出されない

治療方針
　　基本的に対症療法．腸内からウイルスが消えれば収まる．

方針・用量

経口補液
➡　市販のスポーツドリンク，OS-1 などの製品

下痢
➡　ミヤ BM® 3g　分 3　毎食後

悪心・嘔吐
➡　プリンペラン® 3 錠　分 3

細菌性腸炎の経験的治療
➡　クラビット® 500mg　分 1　1 ～ 3 日
　　ジスロマック® 500mg　分 1　1 ～ 3 日

高次医療機関に紹介のタイミング	・患者が脱水などで全身状態が悪化している（特に小児，高齢者） ・血便・発熱があり，細菌性が疑われるが培養検査などができない場合（特に赤痢・腸管出血性大腸菌などの届け出が必要なもの） ・血便などがあり，血液検査で血小板減少や溶血性貧血など HUS の所見がある場合

Memo

急性胃腸炎→脱水→非閉塞性腸管虚血NOMIというケースもみたことがありますのであなどってはいけません．

3 成人慢性咳嗽

疾患	持続期間が 8 週間以上の咳嗽を慢性咳嗽とし，3 〜 8 週間は遷延性咳嗽と診断される.
症状	咳嗽，喀痰が主な症状．症状に季節性があれば咳喘息やアトピー性咳嗽を疑い，胸焼けや呑酸などがあれば胃食道逆流症（GERD）を，感染後であれば感染後咳嗽を疑う.
診断	基本的には咳嗽の期間で診断する．感染後の遷延性咳嗽は感染後咳嗽が多いが，慢性化するとほかの疾患が増えてくる.
注意点	咳喘息と診断され，吸入ステロイドを処方される患者さんがいるが，感染後の遷延性咳嗽に処方しないこと．原因がはっきりしない状況で咳嗽が持続する場合は，必ず検査ができる施設へ紹介すること.
治療方針	以下の用量に従う.

方針・用量

副鼻腔気管支症候群（喀痰を伴う慢性咳嗽）

➡ ⎧ クラリス® （200） 2 錠　分 2
　 ⎨ ムコダイン® （500） 3 錠　分 3　4 〜 8 週間継続し，
　 ⎩ 　効果判定

逆流性食道炎（呑酸・胸焼けを伴う）

➡ パリエット® （20） 1 錠　分 1　4 〜 8 週間継続　効果判定

感染後咳嗽（感染後 3 週間以上の乾性咳嗽）

➡ ⎧ コデインリン酸塩（20） 3 錠　分 3
　 ⎨ 酸化マグネシウム 3g　分 3　2 週間継続し，効果判定

咳喘息（症状の季節性，喀痰や末梢血の好酸球増加）

➡ フルタイド® （200） 1 日 2 回 or キュバール® （100）
　 1 日 2 回　2 週間継続し，効果判定

高次医療機関に紹介のタイミング	・咳喘息かどうか判断，評価ができない場合（評価できる施設へ） ・治療を行っても改善が認められない場合 ・臨床的にいずれの診断にも合致しない場合

Memo

慢性咳嗽で血痰や wheeze,BI＞800は精査です.

4 市中肺炎

疾患 病院外で日常生活を送っている人に起きる肺炎. 医療・介護関連肺炎（NHCAP）や院内肺炎（HAP）と区別する. 特に NHCAP と区別すること.

Point

- **NHCAPの定義**（以下のいずれかの基準を満たすもの）
  ⓐ 療養病棟に入院，もしくは介護施設に入所している
  ⓑ 90日以内に病院を退院した
  ⓒ 介護を必要とする高齢者・身体障害者（パフォーマンスステータス（PS）3を目安）
  ⓓ 通院で継続的に血液透析，抗菌薬，抗がん剤，免疫抑制薬などによる治療を受けている

症状 発熱，咳嗽，喀痰，呼吸困難. 炎症が胸膜に及べば胸痛など.

診断 前記症状と，身体所見での異常な呼吸音，画像での浸潤影.

Point

- **A-DROPシステム**（市中肺炎）
  A（Age）: 男性　70歳以上，女性　75歳以上
  D（Dehydration）: BUN 21mg/dL以上，または脱水あり
  R（Respiration）: SpO_2 90%以下（PaO_2 60 torr以下）
  O（Orietation）: 意識変容あり
  P（Blood Pressure）: 収縮期血圧 90mmHg以下

  軽　症: 5つのいずれも満たさない
  中等症: 1つ or 2つを満たす
  重　症: 3つを満たす
  超重症: 4つか5つを満たす. もしくはショック状態.

172 ● 疾患編

Point

- **市中肺炎における細菌性肺炎と非定型肺炎の鑑別**
  - ⓐ 年齢60歳未満
  - ⓑ 基礎疾患がない，あるいは軽微
  - ⓒ 頑固な咳がある
  - ⓓ 胸部聴診上，所見に乏しい
  - ⓔ 喀痰がない，もしくは喀痰迅速診断で原因菌が証明されない
  - ⓕ 末梢血白血球数が 10000/μL未満

  前記のうち4項目以上で非定型肺炎が疑われる（感度 78%，特異度 93%）

注意点　　NHCAP の場合，誤嚥性肺炎のリスク判断や疾患終末期，老衰などの判断も必要になる．

　　個人的には A-DROP に加えて，**呼吸数は絶対確認**．「呼吸数 20 回以上」は外来では難しい（頑張って，酸素化をキープしているので，早晩酸素が必要）．

治療方針　　市中肺炎であれば軽症から中等症が外来治療．中等症の一部以上は入院治療が必要．可能な限り原因菌の同定を行う．

　　個人的には軽症は外来で治療を行うが，中等症は慎重に対応する．

方針・用量

外来治療
- ジェニナック® 　400mg　分 1
- アベロックス® 　400mg　分 1
  　　　　　　　　（10 日まで，排泄の 6 割が肝臓から）
- ジスロマック® 　2g　分 1　単回投与
  　など

高次医療機関に紹介のタイミング
- A-DROP で重症以上の肺炎．
- 中等症でも呼吸状態の悪化が示唆される（酸素が必要，呼吸数増加）．
- 中等症でも意識変容がある場合．
- 中等症でも脱水がひどい場合．
- 中等症でも合併症があり，外来治療が難しい場合．

Memo

基礎疾患の状況によってNHCAPになりますので注意.

5 喘息

疾患	気道の慢性炎症による可逆性の気道狭窄が起きる疾患.

症状 呼吸困難，咳，喘鳴など.

診断 上記症状と可逆性の証明，喀痰好酸球増加などで判断し，鑑別診断（上気道狭窄，心不全，COPD など）を除外する.

・可逆性の証明
 β刺激薬吸入により
  ピークフローで 20%以上，一秒量が 200mL 以上
  かつ 12%以上改善

注意点 治療の目標は無症状で日常生活を送れること. COPD は鑑別すべきものだが，合併しているケースもある.

コントロールが得られない場合，「診断は正しいか」「服薬アドヒアランス」「増悪因子，合併症の管理」を必ず確認する.

治療方針 治療アルゴリズムに従う.

表1 喘息治療アルゴリズム

	軽症間潔型	軽症持続型	中等症持続型	重症持続型
喘息症状	週 1 回未満 軽度で短い	週 1 回以上 毎日ではない	毎日	毎日 治療中でも しばしば増悪
夜間症状	月に 2 回未満	月に 2 回以上	週 1 回以上	しばしば
日常生活の 支障	なし	月 1 回以上	週 1 回以上	持続的
治療 STEP	STEP 1	STEP 2	STEP 3	STEP 4
ICS	低容量	低〜中容量	中〜高容量	高容量
その他の治療薬 (ICS に追加)	LTRA	ICS/LABA LTRA	ICS/LABA LTRA LAMA	ICS/LABA LTRA LAMA 経口ステロイド
発作治療		吸入 SABA		

ICS: 吸入ステロイド，LTRA: ロイコトリエン受容体拮抗薬，SABA 短時間作用型 β_2 刺激薬，LABA: 長時間作用型 β_2 刺激薬，LAMA: 長時間作用性抗コリン薬，ICS/LABA: ICS と LABA の合剤
一般社団法人日本アレルギー学会喘息ガイドライン専門部会，監修. 喘息予防・管理ガイドライン 2018. 東京; 協和企画. を参考に作成.

治療評価

• すべての STEP でテオフィリン徐放剤は適応あり

治療開始から 1 カ月でコントロールを評価する．治療 STEP が十分と判断したら，以後 3 カ月ごとに評価し，症状のコントロールが達成・維持できたら STEP ダウンする．

表2 具体的な薬剤（STEP4 は専門家へ紹介する）

STEP 1	STEP 2	STEP 3
パルミコート® 100 ～ 200μg 1 日 2 回 or シングレア® 10mg　分 1　眠前	シムビコート® タービュヘイラー 200μg 朝・眠前 or レルベア® 100μg　1 日 1 回	シムビコート® タービュヘイラー 400μg　朝・眠前 or レルベア® 200μg　1 日 1 回
		上記に加えて シングレア® 10mg　分 1　眠前 or スピリーバ®（LAMA） 2 吸入　1 日 1 回

方針・用量

発作時の治療
小発作
　メプチンエアー®　1 回 2 吸入，もしくはシムビコートタービュヘイラー®　の吸入（1 回 1 ～ 2 吸入）
中発作以上
　ベネトリン®　0.3mL ＋生理食塩水 2.0mL のネブライザー
　ネオフィリン®　6mg/kg を 3 号液 200mL に溶解し
　　　　　　　　　　　　　　　　　　　1 時間で点滴
　ソルメドロール®　40 ～ 80mg を生理食塩水 100mL に溶解し，1 時間で点滴
　　（NSAIDs 過敏にはデキサメタゾン 6.6mg を使用）
　ボスミン®　0.1 ～ 0.3mg の皮下注射

| 専門医へ紹介のタイミング | ・重症の喘息,高容量の ICS を投与中の患者
・発作回数が多く,コントロールがついていない患者
・アレルギー性血管炎などの合併症が疑われる患者 |

Memo

喘息も致死的疾患ですので専門医と連携は重要です.

6 慢性閉塞性肺疾患（COPD）

疾患　　タバコなどの長期曝露により，不可逆的な気道病変と気腫性病変が混在し，呼吸困難や咳嗽を呈する疾患．

症状　　呼吸困難，咳嗽，喀痰など．

診断　　気管支拡張薬吸入後の一秒率が 70％未満であれば診断可能．

		予測一秒量
GOLD1	Mild	FEV1 ≧ 80% predicted
GOLD2	Moderate	50% ≦ FEV1 < 80% predicted
GOLD3	Severe	30% ≦ FEV1 < 50% predicted
GOLD4	Very Severe	FEV1 < 30% predicted

注意点　　GOLD2017 が発表されているため，2013 年のガイドラインから改定される予定．ガイドラインが出たら参照されたい．

　　基本的に安定期の治療，経過観察が主体．あとは COPD の啓蒙活動，禁煙指導などしかできない（自衛隊の中でもそれしかできませんでした）．

治療方針　　安定期 COPD の薬は LAMA か LABA などの気管支拡張剤．ICS 併用については一部の集団では有効かもしれないが，カンジダや肺炎のリスクもあるのでルーチンには使わない（GOLD2017 を見ている限り）．

方針・用量

LAMA
　スピリーバレスピマット®　5μg（2.5μg 2 吸入）1 日 1 回
LABA
　オンブレス®（150μg）　1 日 1 回
LAMA/LABA
　ウルティブロ®　1 吸入　1 日 1 回

専門医へ紹介のタイミング

- 初回の診断，重症度，初期治療 （安定したら戻してもらう）
- 安定期の症状が強い，重症の患者 （再評価の依頼）
- よく増悪する患者 （治療方針の相談）
- 呼吸リハビリテーションの依頼

など

Memo

> 2018年夏にCOPDガイドライン出ましたが，ICSは喘息合併に対してのみ適応です．

7 高血圧

疾患　　心拍出量（血管内水分量，心収縮力），血管抵抗で決定する血管の圧力が高い状態．

症状　　特にないが，**高血圧緊急症では頭痛・視力障害・悪心・嘔吐，胸部症状など**が出現する．

診断　　診察室血圧で収縮期血圧 140mmHg 以上，拡張期血圧 90mmHg 以上．家庭血圧ではそれぞれ 5mmHg 下げる．

注意点　　若年発症や治療抵抗性，重症などの場合，二次性高血圧を念頭におく．

表1 二次性高血圧の原因

臓器別（二次性）	病名
腎臓関連	腎血管性高血圧，腎実質性高血圧
内分泌関連	原発性アルドステロン症，クッシング症候群，甲状腺機能亢進症，褐色細胞腫など
その他	睡眠時無呼吸症候群，薬物，血管関連の病気

治療方針　生活指導

低リスクであれば 3 カ月，中等度リスクであれば 1 カ月の生活指導をまず行う．その後も生活指導は継続．高リスクは生活指導と合わせて，内服治療を開始する．

表2 診察室血圧に基づいた血管病リスク

リスク層 （血圧以外の予後影響因子）	Ⅰ度高血圧 140-159/ 90-99mmHg	Ⅱ度高血圧 160-179/ 100-109mmHg	Ⅲ度高血圧 ≧ 180/ ≧ 110mmHg
リスク第一層 （予後影響因子がない）	低リスク	中等リスク	高リスク
リスク第二層 （糖尿病以外の 1-2 個の危険因子，3 項目を満たす MetS のいずれかがある）	中等リスク	高リスク	高リスク
リスク第三層 （糖尿病，CKD，臓器障害 /心血管病，4 項目を満たすMetS．3 個以上の危険因子のいずれかがある）	高リスク	高リスク	高リスク

日本高血圧学会編．高血圧治療ガイドライン 2014．東京: ライフサイエンス出版．2014．p.33.

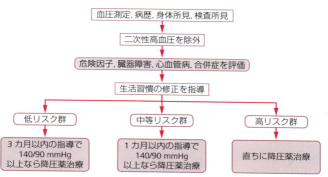

図1 高血圧管理手順
日本高血圧学会編. 高血圧治療ガイドライン 2014. 東京: ライフサイエンス出版. 2014. p.33.
＊正常高値血圧の高リスク群では生活習慣の修正から開始し,目標血圧に達しない場合に降圧薬治療を考慮する

表3 生活習慣の修正項目

1. 減塩	6g/日未満
2. 食塩以外の栄養素	野菜・果物の積極的摂取 コレステロールや飽和脂肪酸の摂取を控える
3. 減量	BMI 体重 (kg) ÷ [身長 (m) × 身長 (m)] が 25 未満
4. 運動	心血管病のない高血圧患者が対象で,中等度の強度の有酸素運動を中心に定期的に(毎日 30 分以上の目標に)行う
5. 節酒	エタノールで男性は 20〜30mL/日以下,女性は 10〜20mL/日以下
6. 禁煙	

日本高血圧学会, 編. 高血圧診療ガイドライン 2014. 東京: ライフサイエンス出版. 2014. p.40. を基に作成.

表4 降圧目標

	診察室血圧	家庭血圧
若年，中年，前期高齢者患者	140/90mmHg 未満	135/85mmHg 未満
後期高齢者患者	150/90mmHg 未満 （忍容性があれば 140/90mmHg 未満）	145/85mmHg 未満（目安） （忍容性があれば 135/85mmHg 未満）
糖尿病患者	130/80mmHg 未満	125/75mmHg 未満
CKD 患者（蛋白尿陽性）	130/80mmHg 未満	125/75mmHg 未満（目安）
脳血管障害患者 冠動脈疾患患者	140/90mmHg 未満	135/85mmHg 未満（目安）

注　目安で示す診察室血圧と家庭血圧の目標値の差は，診察室血圧 140/90mmHg，家庭血圧 135/85mmHg が，高血圧の診断基準であることから，この二者の差をあてはめたものである
日本高血圧学会編. 高血圧治療ガイドライン 2014. 東京: ライフサイエンス出版. 2014. p.35.

表5 降圧剤の適応

	Ca 拮抗薬	ARB/ACE 阻害薬	サイアザイド系利尿薬	β 遮断薬
左室肥大	●	●		
心不全		●*1	●	●*1
頻脈	●（非ジヒドロピリジン系）			●
狭心症	●			●*2
心筋梗塞後		●		●
CKD（蛋白尿−）	●	●		
CKD（蛋白尿＋）		●		
脳血管障害慢性期	●	●	●	
糖尿病 /MetS*3		●		
骨粗鬆症			●	
誤嚥性肺炎		●（ACE 阻害薬）		

*1 少量から開始し，注意深く漸増する，*2 冠攣縮性狭心症には注意，
*3 メタボリックシンドローム
日本高血圧学会編. 高血圧治療ガイドライン 2014. 東京: ライフサイエンス出版. 2014. p.46.

方針・用量

開始薬剤の例

病態	降圧薬
左室肥大	アムロジン® (5) 1錠 分1 アダラート®CR (20) 1錠 分1
頻脈	メインテート® (2.5) 1錠 分1
狭心症	メインテート® (2.5) 1錠 分1 コニール® (2) 1錠 分1
脳血管障害後	アムロジピン® (5) 1錠 分1 など
糖尿病など	ミカルディス® (40) 1錠 分1 など (RA系)
高齢者	ミカルディス® (40) 1錠 分1 →ミカムロ®AP 1錠 分1 など

心不全，心筋梗塞後，CKDなどは専門家が降圧治療を開始すると考える．

専門医へ紹介のタイミング
- 2次性高血圧が疑われる場合
- 3剤以上でコントロールできない（2次性高血圧疑い）
- 高血圧緊急症
- 臓器障害がある患者

Memo

高血圧の減塩指導は
「すべて薄味」か
「濃い味付けなら少量」
と伝えてます．

8 心房細動
(外来で内服治療を行っている患者が多いため)

疾患
不規則な心房興奮が 450〜600 回/分で生じ, 心拍数が不規則になる上室性不整脈. 血栓塞栓症が問題になる.

症状
動悸, 息切れ. 人によっては初発症状が脳梗塞.

診断
心電図で P 波の消失と不規則な R-R 間隔.

注意点
並存疾患として多い疾患のため, 抗凝固療法の基本的な知識のみ記載. Rhythm control と Rate control は専門家に判断を仰いだ方がベター.

治療方針
Rate control がベターとされるグループ (N Engl J Med. 2002; 347: 1825-33)

1. 65 歳以上の高齢者
2. 冠動脈疾患の既往がある
3. 心不全の既往がない

などが言われている. 高齢者の場合, Rate control +抗凝固療法になりやすい.

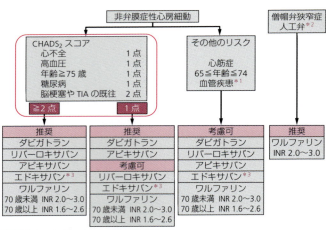

図1 心房細動における抗血栓療法
同等レベルの適応がある場合, 新規経口抗凝固薬がワルファリンよりも望ましい.
*1: 血管疾患とは心筋梗塞の既往, 大動脈プラーク, および末梢動脈疾患などをさす.
*2: 人工弁は機械弁, 生体弁をともに含む.
*3: 2013 年 12 月の時点では保険適用未承認.
日本循環器学会, 他. 心房細動治療(薬物)ガイドライン(2013 年改訂版). 2013; p.21.
http://www.j-circ.or.jp/guideline/pdf/JCS2013_inoue_h.pdf(4 月 9 日閲覧)
著者注: CHADS₂ スコアだけ確認してください.

| 専門医へ紹介のタイミング | ・発作性心房細動の患者
　　薬物治療やカテーテルアブレーションなど選択肢があるので
・心不全がある患者
・初発の患者（すぐ受診できるならば） |

Memo

心房細動を合併している患者は多い（70-80歳代では3～4%）ので，重要です．

9 機能性ディスペプシア

疾患　　症状の原因となる**明らかな疾患がない**にも関わらず，**慢性的に心窩部痛や胃もたれ**などの症状を起こす疾患．

症状　　上腹部症状（心窩部痛や胃もたれ），食後の早期膨満感．

診断　　基本的に胃内視鏡検査などを行い，器質的な疾患を除外する必要がある．今回は僻地などで胃内視鏡検査ができないことも想定し，機能性消化管疾患診療ガイドライン2014の「プライマリケアでの対応」で示す機能性ディスペプシア疑いを対象とする．

注意点　　**4週間で改善しなかったら内視鏡検査ができる施設に紹介する．**

治療方針　　以下の方針・用量に従う．

方針・用量

- **食後の膨満感優位**
    - アコファイド® (100) 3錠　分3　毎食前
    - 六君子湯　3包　分3　毎食前
    - ガスモチン® (5) 3錠　分3　毎食後
- **上腹部痛優位**
    - アコファイド® (100) 3錠　分3　毎食前
    - パリエット® (10) 1錠　分1　朝食後
- **過敏性腸症候群とのオーバーラップ（もしくは慢性胃炎として）**
    - セレキノン® (100) 3錠　分3　毎食後

専門医へ紹介のタイミング

- 機能性消化管疾患診療ガイドライン2014に示される4週間の治療で改善が認められない場合
- 器質的な疾患が疑われる場合
- 精神的な要因が明らかに強く，精神科の受診が必要な場合

186 ● 疾患編

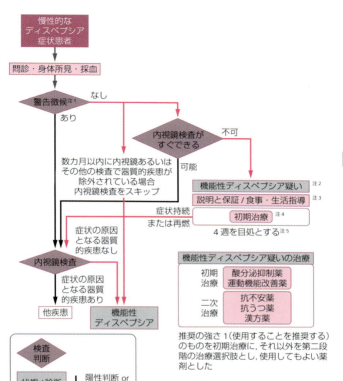

注1: 警告徴候とは以下の症状をいう.
　○原因が特定できない体重減少
　○再発性の嘔吐
　○出血徴候
　○嚥下困難
　○高齢者
　また NSAIDs, 低用量アスピリンの使用者は機能性ディスペプシア患者には含めない.
注2: 内視鏡検査を行わない場合には機能性ディスペプシアの診断がつけられないため,「機能性ディスペプシア疑い」患者として治療を開始してもよいが, 4週を目途に治療し効果のないときには内視鏡検査を行う.
注3: 説明と保証
　患者に機能性ディスペプシアが, 上部消化管の機能的変調によって起こっている病態であり, 生命予後に影響する疾患の可能性が低いことを説明する. 主治医が患者の愁訴を医学的対応が必要な病態として受け止めたこと, 愁訴に対して治療方針が立てられることを説明することで, 患者との適切な治療的関係を構築する. 内視鏡検査前の状態にあっては, 器質的疾患の確実な除外には内視鏡検査が必要であることを説明する.
注4: 二次治療の薬剤も状況に応じて使用してもよい. ここでは推奨の強さ1(使用することを推奨する)のものを初期治療に, それ以外を二次治療とし, 使用してもよい薬剤とした.
注5: これまでの機能性ディスペプシアの治療効果を調べた研究では効果判定を4週としている研究が多く, また治療効果が不十分で治療法を再考する時期として多くの専門家が4週間程度を目安としていることから4週を目途にした.

図1 機能性ディスペプシアの診療フローチャート
「日本消化器病学会, 編: 機能性消化管疾患診療ガイドライン2014—機能性ディスペプシア(FD). p.xvi, 2014, 東京: 南江堂」より許諾を得て転載.

Memo

プライマリケア領域では多い疾患なので専門家受診が必要かの判断は大事です．

🔟 便秘症

疾患	腸内にある便を十分量，快適に排泄できない状態.
症状	**排便回数の減少，排便困難感.**
診断	排便回数，いきむ必要性の有無など診断基準はある（Ⅱ-🔟参照）．患者さんが排便困難を訴えていれば治療適応.
注意点	器質的な疾患を見逃さないこと.
治療方針	以下の方針・用量に従う.

方針・用量

緩下剤：
  酸化マグネシウム　3g　分3
  アミティーザ®　2カプセル　分2

刺激性下剤
  プルゼニド®　1回1〜2錠　眠前内服，頓用
  アローゼン®　1回1〜2包　眠前内服，頓用

専門医へ紹介のタイミング	・緩下剤，刺激性下剤で症状が改善しない ・排便困難が持続する機能性，器質性排便困難が疑われる時 ・二次性の便秘が疑われる場合

Memo

神経疾患や薬剤性便秘にも注意が必要です.

⑪ 過敏性腸症候群

疾患	腹痛・腹部不快感と便通異常（下痢，便秘）を症状とする疾患で，器質的な異常はないがそれが慢性，再発性に持続する疾患．
症状	**腹痛，腹部不快感**．加えて，下痢か便秘，もしくはその両方．
診断	ガイドライン 2014 の過敏性腸症候群（IBS）に記載されている Rome Ⅲ基準を示す（最新は Rome Ⅳ）． **器質的な異常がないことが第一．**

表1 IBS の Rome Ⅲ診断基準

- 腹痛あるいは腹部不快感が
- 最近 3 カ月のなかかの 1 カ月につき少なくとも 3 日以上を占め
- 下記の 2 項目以上の特徴を示す
- （1）排便によって改善する
- （2）排便頻度の変化で始まる
- （3）便形状（外観）の変化で始まる

*少なくとも診断の 6 カ月以上前に症状が出現
　最近 3 カ月間は基準を満たす
*2 腹部不快感＝腹痛とはいえない不愉快な感覚
　病態生理・臨床研究：対象者＝腹痛あるいは腹部不快感が 1 週間につき少なくとも 2 日以上を占める
日本消化器病学会．機能性消化管疾患診療ガイドライン 2014 ―過敏性腸症候群（IBS），南江堂，2014．を参考に作成．

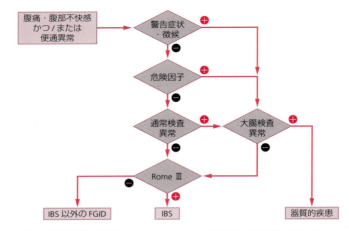

　腹痛・腹部不快感と便通異常，あるいはそのいずれかが，3 カ月の間に間欠的に生じるかもしくは持続する患者がアルゴリズム適用の目安となる．急性の腹痛，急性の便通異常の場合にはIBS 以外の疾患を念頭に適切な診療を進めるべきである．

　アルゴリズム適用患者において，菱形でチェックを行い，陽性（＋）あるいは陰性（－）によって診療を進める．①警告症状・徴候の有無，②危険因子の有無，③通常臨床検査での異常の有無を評価する．これらのいずれか1つでも陽性であれば，大腸内視鏡検査もしくは大腸X線検査を行う．

①警告症状・徴候：発熱，関節痛，血便，6 カ月以内の予期せぬ 3Kg 以上の体重減少．異常な身体所見（腹部腫瘤の触知，腹部の波動，直腸指診による腫瘤の触知，血液の付着など）を代表とする，器質的疾患を示唆する症状と徴候．
②危険因子：50 歳以上での発症または患者，大腸器質的疾患の既往歴または家族歴．また，患者が消化管精密検査を希望する場合にも精査を行う．
③通常臨床検査：血液生化学検査（血糖を含む），末梢血球数，炎症反応，TSH，尿一般検査，便潜血検査，腹部単純 X 線写真が IBS の通常臨床検査である．なお，IBS の診断バイオマーカーはいまだ不明である．このなかで，特に便潜血陽性，貧血，低蛋白血症，炎症反応陽性のいずれかがあれば大腸内視鏡検査もしくは大腸造影線検査を行う．
④大腸検査：大腸内視鏡検査もしくは大腸 X 線検査を指す．個別の症状・徴候・検査値に応じて，大腸粘膜生検，上部消化管内視鏡検査もしくは上部消化管造影，腹部超音波，便虫卵検査，便細菌検査，腹部 CT，小腸内視鏡（カプセル内視鏡，バルーン内視鏡），小腸造影，腹部 MRI，乳糖負荷試験などが鑑別診断のために必要になることがある．また，便秘が重症の場合には，大腸運動が極度に低下する colonic inertia や排泄機能がおかされる直腸肛門障害との鑑別も必要である．なお，臨床上の多彩な病像に適切に対応するのは担当医の責務であり，診療ガイドラインは器質的疾患の除外を保証するものではない．

　以上が陰性であれば，機能性消化管疾患（functional gastrointestinal disorder：FGID）であり，Rome Ⅲ基準に基づいて IBS を診断する．Rome Ⅲの IBS 診断基準を満たさなければ，IBS 以外の FGID である．腹痛のない便秘は機能性便秘，腹痛のない下痢は機能性下痢，便通異常のない腹痛は機能性腹痛症候群，便通異常のない腹部膨満感は機能性腹部膨満，いずれでもなければ非特異機能性腸疾患である．なお，Rome Ⅲは 2016 年に Rome Ⅳに改訂されることが決定している．Rome Ⅳに改訂されたのちは Rome Ⅳに基づく方針とする．

図1　過敏性腸症候群の診断フローチャート

日本消化器病学会，編．機能性消化管疾患診療ガイドライン 2014 —過敏性腸症候群（IBS）．p.xvi，2014，東京：南江堂」より許諾を得て転載．

注意点	一般的な問診，検査で異常が疑われる場合は必ず大腸内視鏡検査ができる施設へ紹介すること．
治療方針	以下の方針・用量に従う．

方針・用量

偏食，食事量のアンバランス，睡眠不足，ストレスなどの生活習慣の改善，定期的な運動など

- 下痢型
  イリボー® 男性 5μg 錠，女性 2.5μg 錠，1 錠 分 1 朝
- 便秘型
  リンゼス® 0.5mg 1 錠 分 1 朝食前（食前投与）
- 混合型
  セレキノン® 3 錠 分 3，もしくは 6 錠 分 3 毎食後
  ポリフル® 3 錠 分 3 毎食後

専門医へ紹介のタイミング	・警告症状，高齢発症や血液検査異常があるなど器質的疾患の可能性がある時 ・ストレス因子が強く，精神科へ紹介する必要がある時

Memo

IBSもよく診る疾患ですのでガイドラインをご確認ください．

11 過敏性腸症候群

12 非アルコール性脂肪性肝疾患 NAFLD（NAFL/NASH）

疾患

脂肪肝を認めて，ウイルス性肝炎，自己免疫性肝炎ではなく，飲酒歴もないもの（飲酒の基準は別示）．日本国内の有病率は 29.7％とされている．

症状
診断

一般的には無症状．

ALT はスクリーニングに有用とされ，正常範囲内でも NAFLD の所見はあるとされる．正常範囲内でも上昇傾向にある場合は注意（ALT 優位の上昇）．

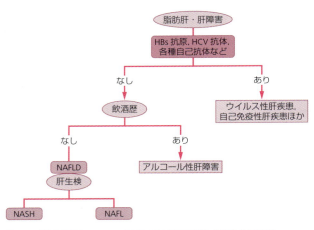

注：HCV 抗体陽性例は，HCV-RNA を測定して C 型慢性肝炎・肝硬変を鑑別する．
注：NAFLD/NASH と自己免疫性肝炎の鑑別は，困難なことがある．

図1 NAFLD/NASH 診断フローチャート
「日本消化器病学会，編：NAFLD/NASH 診療ガイドライン 2014，p.xvii，2014，東京：南江堂」より許諾を得て転載．

注意点

治療に関しては肝生検をしていない場合，NASH と考えて対応する．

肥満，糖尿病，脂質異常症に関連することが多く，健診で肝酵素異常を呈する人は比較的多いため，症状のない生活習慣が関連する肝疾患に対応するため記載．線維化が疑われるなどはすぐ紹介すること．

アルコールは男性で 210g/ 週未満，女性で 140g/ 週未満がカットオフ値

治療方針 | 以下の方針・用量に従う．

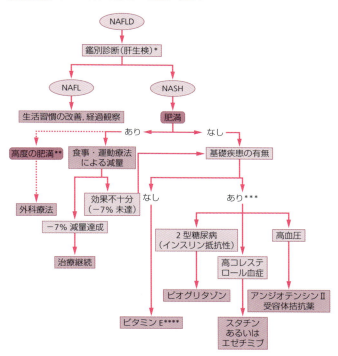

* ：肝生検を施行していない NAFLD は NASH の可能性を検討し治療する
** ：(1)BMI≧37　(2)BMI≧32 で糖尿病を合併するもの．または糖尿病以外の肥満に起因する合併症を2つ以上有する場合
*** ：基礎疾患それぞれに適応の薬剤にビタミンEを適宜追加する
**** ：本邦では NAFLD/NASH として保険適用となっていない
注 ：各段階において各々の基礎疾患に準じた治療を適宜追加する

図2 NAFLD/NASH 治療フローチャート

「日本消化器病学会，編：NAFLD/NASH 診療ガイドライン 2014, p.xviii, 2014. 東京：南江堂」より許諾を得て転載．

方針・用量

基本的に生活習慣の改善（食事，運動療法など）
基礎疾患がない場合のビタミンE，基礎疾患に対する治療
　ユベラ® 3錠 分3 毎食後（適応：ビタミンE欠乏症など）

専門医へ紹介のタイミング	・肝線維化マーカー高値など線維化を疑う場合は紹介 ・肝細胞癌の可能性がある場合 ・肝生検の希望 ・肝炎を起こす他の疾患が否定できない場合

Memo

ウルソ®は常用量では効果がないとされています．

13 胆石症

疾患　胆嚢に結石がある疾患で，右季肋部に疼痛（特に脂肪摂取後）がある．

症状　ガイドラインでは治療を受けた患者における症状として，**腹痛・背部痛 57.1%**，発熱 9.5%，悪心・嘔吐 7.5%，黄疸 3.3%，症状なし 34.9%とされている．

診断　症状の有無，心窩部～右季肋部の疼痛が脂肪摂取などで誘発され，エコーで石が確認されれば診断できる．

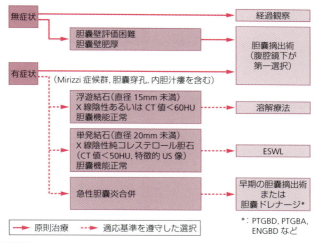

図1 胆石症治療のフローチャート
「日本消化器学会，編：胆石症診療ガイドライン2016（改訂第2版）．p.xviii, 2016, 東京：南江堂」より許諾を得て転載．

注意点　基本的に症状がある患者は外科的治療の適応になるので紹介．

治療方針 | 以下の方針・用量に従う．

方針・用量

無症状かつ膵炎や胆管炎の合併がなく，エコーで胆嚢壁が描出できる時のみ経過観察可能
胆石疝痛に対して
　ブスコパン® 10mg 皮下注，筋注，静注
　芍薬甘草湯 1回2～3包 頓用
　ソセゴン® 15mg 筋注

専門医へ紹介のタイミング
- 有症状で胆石が見つかった時
- 無症状だが黄疸やアミラーゼ高値など胆管炎・膵炎合併が疑われる時
- エコーでの経過観察が難しい時

Memo

胆石症ガイドラインはインターネットで確認できます．

14 2型糖尿病（インスリン非依存）

疾患	インスリンの作用不足（抵抗性，分泌不足）からくる慢性の高血糖により細血管などが障害される疾患.
症状	**口渇，多飲，多尿**．合併症として**神経障害，網膜症，腎症**などが出てくるが自覚症状がないことが多い．
診断	糖尿病治療ガイドに示されるフローチャートを示す．

糖尿病型：血糖値（空腹時≧126mg/dL, OGTT 2 時間≧200mg/dL, 随時≧200mg/dL のいずれか）HbA1c(NGSP)≧6.5%

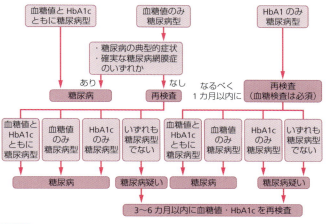

図1 糖尿病の診断フローチャート

注意点	HbA1cだけでは糖尿病の診断ができない． コントロールの目標は **HbA1c 7.0％未満**．7.0％を超えると合併症が進行する． **SGLT-2 阻害薬は 75 歳以上の高齢者は慎重投与**． メトホルミンは腎機能（eGFR）で 30mL/min/1.73m² 未満は禁忌． メトホルミン使用中に RA 系阻害薬，利尿薬，NSAIDs などを使用していると急激な腎機能悪化を起こすことがある． **脱水や手術，造影剤投与**時にメトホルミンは一時中断の必要あり．脱水を引き起こしやすい利尿薬や SGLT-2 阻害薬などは慎重に使用する．

| 治療方針 | インスリン分泌能低下とインスリン抵抗性増大のどちらの病態が大きいかで治療方針が変わる. |

方針・用量

インスリン抵抗性
メトホルミン（250）　2錠　分2　から開始　6錠　分3まで
食後高血糖に対して
ベイスン®（0.2）　3錠　分3　毎食前
スターシス®（30）　3錠　分3　毎食前
ノボラピッド®　2単位　毎食前
空腹時高血糖
アマリール®（1）　1錠　分1
ジャヌビア®（50）　1錠　分1

　高齢者の糖尿病は年齢，認知機能，ADL などを参考に HbA1c の目標が決まる．75歳以上で認知機能正常，ADL 自立の場合，SU 剤などを使用しないで HbA1c 7.0％以下が目標だが，SU 剤を使用するのであれば 7.0〜8.0％程度を目標にする（低血糖のリスクより）．詳細は高齢者糖尿病診療ガイドラインを確認.

専門医へ
紹介の
タイミング

• 1型糖尿病の患者さん.
• ケトアシドーシスなどの患者さん.
• 合併症がすでに進んでいる患者さん.
• 複数の薬を使用しても改善しない（個人的にはメトホルミン＋スターシス，メトホルミン＋ベイスンなどで対応できる範囲で，コントロールがつかないのであれば合併症評価を含めて一度紹介する）.

Memo

高齢者の糖尿病は高齢者糖尿病診療ガイドラインをご確認ください.

15 脂質異常症

疾患	高 LDL コレステロール，低 HDL コレステロール，高トリグリセリド（TG）血症などの脂質異常により，動脈硬化性疾患のリスクとなる疾患.
症状	一般的にはない．合併症発症時の症状はありうる.
診断	採血による. LDL コレステロールの計算ができない高 TG 血症（TG > 400mg/dL）や空腹時採血ができなかった時は Non-HDL-C を確認する. Non-HDL-C = TC − HDL-C（170mg/dL 以上を高値とする）
注意点	急性冠症候群の二次予防や家族性高コレステロール血症の場合，LDL-C の目標値は 70mg/dL 未満. 糖尿病，慢性腎臓病，非心原性脳梗塞，末梢動脈疾患がある場合，高リスクとなり LDL の目標は 120mg/dL 未満.
治療方針	**一次予防**：3 〜 6 カ月の生活習慣改善を行ったのちに，薬物治療の適応を判断する.

方針・用量

一次予防
　メバロチン® (10)　1 錠　分 1
　リピトール® (10)　1 錠　分 1
　ゼチーア® (10)　　1 錠　分 1

二次予防
　リピトール® ＋ゼチーア® など

高 TG 血症
　ベザトール®SR (200)　2 錠　分 2
　ペリシット® (250)　3 錠　分 3
　(末梢血管拡張効果で Flush，低血圧などに注意が必要)

専門医へ紹介のタイミング	・家族性高コレステロール血症が疑われる患者（特にコントロール不十分） ・治療の効果が低い患者

202 ● 疾患編

危険因子①〜⑧の点数を合算する.

(点数)

①年齢(歳)	
35〜44	30
45〜54	38
55〜64	45
65〜69	51
70以上	53

②性別	
男性	0
女性	−7

③喫煙*	
喫煙有	5

④血圧*		
至適血圧	<120 かつく80	−7
正常血圧	120〜129 かつ/または 80〜84	0
正常高値血圧	130〜139 かつ/または 85〜89	0
Ⅰ度高血圧	140〜159 かつ/または 90〜99	4
Ⅱ度高血圧	160〜179 かつ/または 100〜109	6

⑤HDL-C(mg/dL)	
<40	0
40〜59	−5
≧60	−6

⑥LDL-C(mg/dL)	
<100	0
100〜139	5
140〜159	7
160〜179	10
≧180	11

⑦耐糖能異常	
あり	5

⑧早発性冠動脈疾患家族歴	
あり	5

①〜⑧の点数を合計	
	点

	①〜⑧の合計得点	10年以内の冠動脈疾患発症確率	発症確率の範囲		発症確率の中央値	分類
			最小値	最大値		
吹田スコア(LDLモデル詳細)	35以下	<1%		1.0%	0.5%	低リスク
	36〜40	1%	1.3%	1.9%	1.6%	
	41〜45	2%	2.1%	3.1%	2.6%	中リスク
	46〜50	3%	3.4%	5.0%	4.2%	
	51〜55	5%	5.0%	8.1%	6.6%	
	56〜60	9%	8.9%	13.0%	11.0%	高リスク
	61〜65	14%	14.0%	20.6%	17.3%	
	66〜70	22%	22.4%	26.7%	24.6%	
	≧71	>28%	28.1%		28.1%以上	

*高血圧で現在治療中の場合も現在の数値を入れる.ただし高血圧治療の場合は非治療と比べて同じ血圧値であれば冠動脈疾患のリスクが高いことを念頭に置いて患者指導をする.禁煙者については非喫煙として扱う.冠動脈疾患のリスクは禁煙後1年でほぼ半減し,禁煙後15年で非喫煙者と同等になることに留意する.

図1 吹田スコア
日本動脈硬化学会.動脈硬化性疾患予防ガイドライン2017. 2017. p.15.

表1 リスク別管理目標

治療方針の原則	管理区分	脂質管理目標値 (mg/dL)			
		LDL-C	Non-HDL-C	TG	HDL-C
一次予防 まず生活習慣の改善を行った後薬物療法の適用を考慮する	低リスク	< 160	< 190	< 150	≥ 40
	中リスク	< 140	< 170		
	高リスク	< 120	< 150		
二次予防 生活習慣の是正とともに薬物治療を考慮する	冠動脈疾患の既往	< 100 (< 70)*	< 130 (< 100)*		

*家族性高コレステロール血症,急性冠症候群の時に考慮する.糖尿病でも他の高リスク病態(出典の表 1-3b)を合併する時はこれに準ずる.
- 一次予防における管理目標達成の手段は非薬物療法が基本であるが,低リスクにおいても LDL-C が 180mg/dL 以上の場合は薬物治療を考慮するとともに,家族性高コレステロール血症の可能性を念頭においておくこと(出典の第 5 章参照).
- まず LDL-C の管理目標値を達成し,その後 non-HDL-C の達成を目指す.
- これらの値はあくまでも到達努力目標値であり,一次予防(低・中リスク)においては LDL-C 低下率 20 〜 30%,二次予防においては LDL-C 低下率 50% 以上も目標値となり得る.
- 高齢者(75 歳以上)については出典の第 7 章を参照.

日本動脈硬化学会.動脈硬化性疾患予防ガイドライン 2017. 2017. p.16.

Memo

高齢者に関しては動脈硬化性疾患予防ガイドライン 2017 を確認してください.

16 高尿酸血症

尿酸の排泄低下, もしくは産生増加により痛風などの関節炎, 腎機能障害などを引き起こす疾患.

基本的に無症状だが, 痛風発作や尿路結石などの疼痛の原因になる.

採血にて尿酸値＞ 7.0mg/dL であれば診断. **痛風の診断は症候論に記載.**

治療を開始するか否かは痛風による合併症があるか, 尿酸値＞ 8.0mg/dL となっているが, **薬物治療開始後の目標は 6.0mg/dL 未満.**

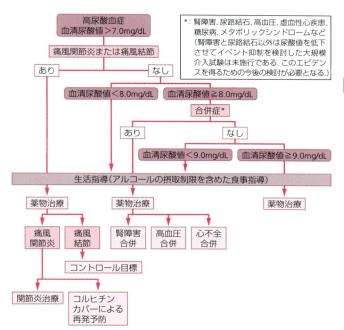

図1 高尿酸血症・痛風治療アルゴリズム
日本痛風・核酸代謝学会ガイドライン改訂委員会, 編. 高尿酸血症・痛風の治療ガイドライン第3版. 東京: 診断と治療社. 2018. p.22.

治療方針

　生活習慣の改善が基本．肥満のある患者は肥満の改善．

　尿酸排泄低下型か尿酸産生亢進型かで治療薬を決める．ガイドラインでは尿酸排泄低下型が60％，産生亢進型が12％，混合型25％と排泄低下型が多い．

方針・用量

尿酸排泄低下型
　ユリノーム®（25）　1錠　分1から漸増
　ウラリット®　2〜6錠を分2〜3　必ず併用
尿酸産生亢進 or 尿路結石，腎機能低下のある患者
　フェブリク®（10）　1錠　分1から漸増
痛風発作時
　NSAIDs，疼痛が消えるまで

専門医へ紹介のタイミング

- 二次性の高尿酸血症の場合，基礎疾患の専門家へ紹介
- 腎機能低下が著しい患者（慢性腎臓病として腎臓内科へ）
- 痛風発作を繰り返す患者

Memo

アロプリノールを腎機能低下患者に使うと副作用が多くなるため，最近は使ってないです．薬剤性過敏症候群（DIHS）も多いですし．

17 甲状腺機能低下症

疾患	中枢性,もしくは甲状腺からの分泌低下で甲状腺ホルモンの作用が低下している状態.
症状	**易疲労感,眼瞼浮腫,寒さに弱い,体重増加,便秘**など.
診断	原発性甲状腺機能低下(慢性甲状腺炎など)ではTSH高値,fT4が低値~正常,中枢性であればTSHが低値となる. 甲状腺機能低下症の原因疾患が何かについては,抗体検査などを実施する.
注意点	**ヨード過剰摂取による一過性甲状腺機能低下症**もありうる.潜在性甲状腺機能低下などでは特に注意が必要とされる. 中枢性甲状腺機能低下症は下垂体ホルモン分泌試験を行う必要があるので,専門医に紹介するようにガイドラインで示されている. 副腎皮質機能不全を合併している場合は,先に副腎皮質ステロイドを補充.
治療方針	症候性甲状腺機能低下症,もしくは**妊娠やTSH 10μU/mL以上の潜在性甲状腺機能低下症の患者ではチラージンSによる補充を開始**する.薬の量の目安はTSHが正常化する量ですが,食事などの影響で一過性に下がったりする.

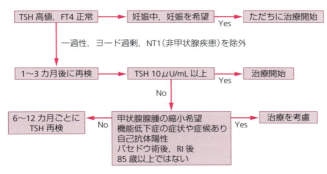

図1 潜在性甲状腺機能低下症・診療フローチャート
磯崎 収.潜在性甲状腺機能異常.日内会誌.2010; 99: 707-12.

fT4が正常値でTSHが高値の潜在性甲状腺機能低下症でも，動脈硬化性疾患が上昇し，妊娠に対する悪影響があるとされているから．

方針・用量

チラージン®S（25） 1錠 分1 朝食前内服 以後漸増し維持（食前にしたのは，食事の影響や，他の薬の影響を避けるため）

専門医へ紹介のタイミング	・中枢性甲状腺機能低下症の患者 ・虚血性心疾患を合併している患者

Memo

潜在性甲状腺機能低下症の状態の方が思ったより多い印象があります．

18 鉄欠乏性貧血

疾患　　　鉄欠乏による小球性貧血をきたす疾患で，**若年女性（20～49歳）の20%**に認める．男性は2%以下の有病率．

症状　　　**貧血による動悸，息切れ**のほか，異食症や匙状爪，消化管上皮の異常（Plummer-Vinson症候群：口角炎，舌炎，嚥下障害）など．

診断　　　Hbが基準値以下でMCVが低値（MCV 70fl未満が多い）で疑い，**フェリチン＜12ng/mL**を満たせば診断確定．

注意点　　**最も重要なことは原因検索**．若年女性の多くは月経過多によるものだが，男性や閉経後の女性などでは消化管悪性腫瘍を中心とした出血源検索が重要．
　　　　　　時折，血小板が増加していることがあるが，補充して低下すれば鉄欠乏による反応性血小板増加症．

治療方針　原因検索を行いつつ，鉄剤の補充．鉄剤については経口補充ができれば，鉄過剰のリスクはない．静脈注射が必要な場合（副作用などのため内服できない）は，計算式を用いて投与量を計算する．鉄剤の静脈注射を開始するとフェリチンは速やかに上昇（貯蔵鉄を反映しなくなる）．また，**静脈注射では一部に低リン血症を引き起こし，骨軟化症の原因**となる．

方針・用量

処方例：
　　フェロ・グラデュメット® 1～2錠 分1～2
　　　　　　　　　　　　　　　（消化器症状が少ない）
　　フェロミア® 2錠 分2（食事の影響を受けにくい）
　　　　（Hbが正常化してから3～6カ月は継続すること）

専門医へ紹介のタイミング
- 消化管出血など，特定部位からの出血が疑われる場合は内視鏡などのために紹介する．
- 他の血球減少があるなど鉄欠乏性貧血以外の可能性がある場合．

Memo

鉄欠乏性貧血は原因が何かが重要です．

19 不眠症

疾患	適切な睡眠環境にも関わらず十分な睡眠（質，量）がとれず，日中の活動に影響が出る疾患.
症状	入眠困難，中途覚醒，早朝覚醒などの睡眠の質，量の低下，およびそれによる日中の眠気，倦怠感，集中力の低下など.
診断	本人の自覚症状的なものなので，不眠についてではなく一定頻度で存在する原因疾患や並存疾患の検索を行う.
注意点	まず，睡眠衛生指導を行い，しかるのちに治療ガイドラインに従い薬物治療などを行う.

表1 睡眠衛生指導

指導項目	指導内容
定期的な運動	なるべく定期的に運動しましょう．適度な有酸素運動をすれば寝つきやすくなり，睡眠が深くなるでしょう.
寝室環境	快適な就床環境のもとでは，夜中の目が覚めは減るでしょう．音対策のためにじゅうたんを敷く，ドアをきっちり閉める，遮光カーテンを用いるなどの対策も手助けとなります．寝室を快適な温度に保ちましょう．暑すぎたり寒すぎたりすれば，睡眠の妨げとなります.
規則正しい食生活	規則正しい食生活をして，空腹のまま寝ないようにしましょう．空腹で寝ると睡眠は妨げられます．睡眠前に軽食（特に炭水化物）を摂ると睡眠の助けになることがあります．脂っこいものや胃もたれする食べ物を就寝前に摂るのは避けましょう.
就寝前の水分	就寝前に水分を摂りすぎないようにしましょう．夜中のトイレ回数が減ります．脳梗塞や狭心症など血液循環に問題のある方は主治医の指示に従ってください.
就寝前のカフェイン	就寝の4時間前からはカフェインの入ったものは摂らないようにしましょう．カフェインの入った飲料や食べ物（例：日本茶，コーヒー，紅茶，コーラ，チョコレートなど）をとると，寝つきにくくなったり，夜中に目が覚めやすくなったり，睡眠が浅くなったりします.
就寝前のお酒	眠るための飲酒は逆効果です．アルコールを飲むと一時的に寝つきが良くなりますが，徐々に効果は弱まり，夜中に目が覚めやすくなります．深い睡眠も減ってしまいます.
就寝前の喫煙	夜は喫煙を避けましょう．ニコチンには精神刺激作用があります.
寝床での考え事	昼間の悩みを寝床に持っていかないようにしましょう．自分の問題に取り組んだり，翌日の行動について計画したりするのは，翌日にしましょう．心配した状態では，寝つくのが難しくなるし，寝ても浅い眠りになってしまいます.

厚生労働科学研究・障害者対策総合研究事業「睡眠薬の適正使用及び減量・中止のための診療ガイドラインに関する研究班」および日本睡眠学会・睡眠薬使用ガイドライン作成ワーキンググループ，編．睡眠薬の適正な使用と休薬のための診療ガイドライン．2013. p.9. を参考に作成.

治療方針 睡眠薬の適正な使用と休薬のための診療ガイドラインに従う.

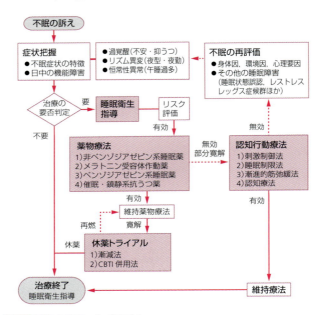

図1 不眠症治療アルゴリズム
厚生労働科学研究・障害者対策総合研究事業「睡眠薬の適正使用及び減量・中止のための診療ガイドラインに関する研究班」および日本睡眠学会・睡眠薬使用ガイドライン作成ワーキンググループ, 編. 睡眠薬の適正な使用と休薬のための診療ガイドライン. 2013. p.8. を参考に作成.

方針・用量

入眠障害
マイスリー®(10)　1錠　分1　眠前
ルネスタ®　1～3mg　分1　眠前

中途覚醒・早朝覚醒など
ルネスタ®　1～3mg　分1　眠前
ベルソムラ®(20)　1錠　分1　眠前　など

専門医へ紹介のタイミング

- うつ病などの精神疾患が疑われる時
- 睡眠時無呼吸症候群などの原因疾患が疑われる時
- 内科疾患による睡眠障害が疑われる時
- 疼痛が原因で夜眠れない時（重篤な疾患を疑う）
- かゆみなどが原因で眠れない時（原因を解決するために紹介）

Memo

睡眠薬の休薬についてなどガイドラインをご確認ください．

20 じん麻疹

疾患　　瘙痒感を伴う浮腫性の紅斑で 24 時間以内に跡形もなく消失する疾患．アレルギー性のものが多いが，非アレルギー性のものや，血管性浮腫などもある．

症状　　瘙痒感と 24 時間以内に消失する皮疹．**アナフィラキシーの場合は呼吸困難や血圧低下**による症状．

診断　　視診＋問診．24 時間以上残存するならば，基本的にじん麻疹ではなく多形紅斑などの可能性がある．

注意点　　薬剤性を疑って，じん麻疹ではなく**多形紅斑であれば重症薬疹の可能性がある**ので，そこの確認は重要．

アナフィラキシーの場合は緊急対応のため，必要な処置を行い，状況に応じて搬送する．少なくともアナフィラキシーならば 24 時間は経過をみる必要がある．

たまに塗り薬を出している医師がいるが，基本は抗ヒスタミン薬の内服．

治療方針　　日本皮膚科学会の蕁麻疹診療ガイドラインに準じる．

方針・用量

アレグラ® (60)　2 錠　分 2
クラリチン® (10)　1 錠　分 1
（期間は診療指針に従うが，慢性じん麻疹の場合，症状消失から 2 カ月くらい）

専門医へ紹介のタイミング

- アナフィラキシーを起こしている場合
- 多形紅斑など皮膚疾患と鑑別できない場合
- 症状出現が，運動や発汗，食事などと連動している場合（食物依存性運動誘発アナフィラキシーの可能性）

214　● 疾患編

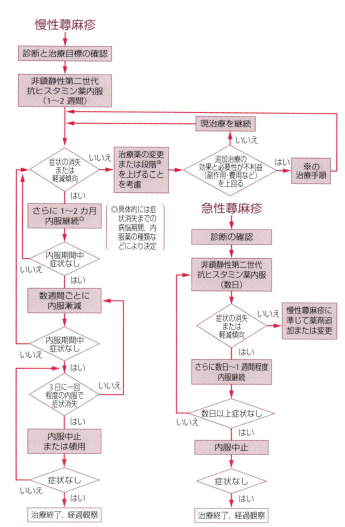

*① 抗ヒスタミン，② 補助薬，③ プレドニン 10-15μg/日

図1 慢性じん麻疹の診療フローチャート
日本皮膚科学会蕁麻疹診療ガイドライン改定委員会．蕁麻疹診療ガイドライン 2018．日皮会誌．2018；128：2514．を参考に作成．

Memo

じん麻疹の多くは抗ヒスタミン薬の長期内服で改善しますが,効果が乏しい時は背景に何かないか探す必要があります.

21 慢性腎臓病（CKD）

疾患 　尿検査の異常や血液検査で腎機能の異常，GFR ＜ 60mL/min/1.73m^2 が **3 カ月以上持続** する疾患．**日本の成人の 13％が慢性腎臓病（CKD）** である．

症状 　初期には症状がないことが多い．

診断 　血液検査や尿検査で異常を確認し，それが 3 カ月以上持続すること．

注意点 　CKD 診療ガイドに細かく記載されている．有病率も高いため，**専門医への紹介基準を確認** し，必要な患者さんは紹介すること．および一般医が行うべき治療を確認すること．

表1 専門医紹介の基準

原疾患	蛋白尿区分			A1	A2	A3
糖尿病	尿アルブミン定量 (mg/日) 尿アルブミン /Cr 比 (mg/gCr)			正常	微量 アルブミン尿	顕性 アルブミン尿
				30 未満	30～299	300 以上
高血圧 腎炎 多発性嚢胞腎 移植腎 不明 その他	尿蛋白定量（g/ 日） 尿蛋白 /Cr 比 (g/gCr)			正常	軽度蛋白尿	高度蛋白尿
				0.15 未満	0.15～0.49	0.50 以上
GFR 区分 (mL/ 分 / 1.73m^2)	G1	正常または 高値	≧ 90		*1	紹介
	G2	正常または 軽度低下	60～89		*1	紹介
	G3a	軽度～ 中等度低下	45～59	50～59　40 歳未満は紹介		紹介
				40～49　40～69 歳も紹介		
	G3b	中等度～ 高度低下	30～44	30～39　70 歳以上も紹介		紹介
	G4	高度低下	15～29	紹介	紹介	紹介
	G5	末期腎不全	<15	紹介	紹介	紹介

3 カ月以内に 30％ 以上の腎機能の悪化を認める場合は腎臓専門医へ速やかに紹介すること
*1 血尿と蛋白尿の同時陽性の場合には紹介
KDIGO CKD guideline 2012 を日本人用に改変．
日本腎臓学会，編．CKD 診療ガイド 2012. 東京: 東京医学社. 2012; p.41.

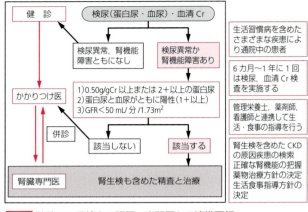

図1 健診での尿検査の評価，専門医との連携要領
日本腎臓学会, 編. CKD 診療ガイド 2012. 東京: 東京医学社. 2012; p.42.

表2 CKD 治療のまとめ
日本腎臓学会, 編. CKD 診療ガイド 2012 —治療のまとめ. 東京: 東京医学社. 2012. より抜粋.

CKD 病期	方針	生活習慣改善	食事指導	血圧管理	血糖値管理
ハイリスク群	生活習慣によるリスク因子の軽減	禁煙 BMI<25	高血圧があれば減塩 6g/日未満	高血圧ガイドラインに従う	HbA1c は 6.9% (NGSP 値) 未満
ステージ G1 A2 G1 A3	専門医と協力して治療 (一般医＞専門医) 腎障害の原因精査 腎障害を軽減させるための積極的治療	禁煙 BMI<25	高血圧があれば減塩 6g/日未満	130/80mmHg 以下 原則的に ACE 阻害薬や ARB を処方	HbA1c は 6.9% (NGSP 値) 未満
ステージ G2 A2 G2 A3	専門医と協力して治療 (一般医＞専門医) 腎障害の原因精査 腎障害を軽減させるための積極的治療	禁煙 BMI<25	高血圧があれば減塩 6g/日未満	130/80mmHg 以下 原則的に ACE 阻害薬や ARB を処方	HbA1c は 6.9% (NGSP 値) 未満
ステージ G3a A1 G3a A2 G3a A3	専門医と協力して治療 (一般医＞専門医) 腎機能低下の原因精査 腎機能低下を抑制するために集学的治療	禁煙 BMI<25	減塩 6g/日未満 たんぱく質制限食[*1] (0.8〜1.0g/kg 体重/日)	130/80mmHg 以下 原則的に ACE 阻害薬や ARB を処方	HbA1c は 6.9% (NGSP 値) 未満 インスリンおよび SU 薬による低血糖の危険性

[*1] エネルギー必要量は健常人と同程度（25〜35kcal/kg 体重/日）.
[*2] 鉄欠乏があれば鉄剤投与を検討.
特に ESA を使用していれば，フェリチン $\geq$ 100ng/mL，鉄飽和度 $\geq$ 20%.

治療方針 | 以下の方針・用量に従う.

方針・用量

- CKD 治療のまとめ（一般医が主に行うもの）
  - ⓐ 生活指導: 禁煙, 肥満の改善, 減塩指導など
  - ⓑ 血圧管理: ARB などを原則として使用, 130/80 未満目標
  - ⓒ 脂質管理: LDL-C 120mg/dL 未満
  - ⓓ 血糖管理: HbA1c < 6.9%

専門医へ紹介のタイミング

- 尿蛋白 0.5g/gCr 以上, または試験紙法で尿蛋白（2 ＋）の時.
- 試験紙法で尿潜血, 尿蛋白がともに陽性の時.
- 40 歳未満で GFR 60mL/min/1.73m^2 の時.
  40 〜 70 歳で GFR 50mL/min/1.73m^2 の時.
  70 歳以上で GFR40mL/min/1.73m^2 の時.

脂質管理	貧血管理	骨・ミネラル対策	K・アシドーシス対策	尿毒素対策	そのほか
食事療法・運動療法 LDL-C 120mg/dL 未満	腎性貧血以外の原因検索（腎機能的に腎性貧血は考えにくい）	ステロイド薬治療や原発性副甲状腺機能亢進症では通常治療			
食事療法・運動療法 LDL-C 120mg/dL 未満	腎性貧血以外の原因検索（腎機能的に腎性貧血は考えにくい）	ステロイド薬治療中や原発性副甲状腺機能亢進症では通常治療			
食事療法・運動療法 LDL-C 120mg/dL 未満 薬物による横紋筋融解症への注意	腎性貧血以外の原因検索 鉄欠乏対策[*2] 腎性貧血は赤血球造血刺激因子製剤（ESA）[*3] で Hb 10〜12g/dL	P, Ca, PTH: 基準値内 低アルブミン血症では補正 Ca で評価 リン制限食	高 K 血症, アシドーシスの原因検索 K 制限（1,500mg/日）ループ利尿薬・陽イオン交換樹脂[*4] で体外へ排泄 重炭酸 Na によるアシドーシス補正		腎排泄性薬剤の投与量・間隔の調整

[*3] ESA 使用時は腎臓専門医に相談.
[*4] 陽イオン交換樹脂は便秘を起こしやすいので注意.

21 慢性腎臓病（CKD）

Memo

CKD診療ガイドは専門医紹介のタイミングも示されています．

索　引

あ行

圧痕の回復時間	65
アデノウイルス扁桃炎	19
アトピー咳嗽	49
アナフィラキシー	
	56, 125, 214
一次性頭痛	70
医療・介護関連肺炎	172
陰性尤度比	3
陰性予測値	3
院内肺炎	172
インフルエンザ	18
右腕/肩への放散痛	86
嘔吐	105
悪心	105

か行

回転性めまい	28
風邪症候群	18, 166
化膿性関節炎	133
化膿性脊椎炎	140
過敏性腸症候群	113, 191
関節痛	133
関節リウマチ	133
感度	2
機械的閉塞	97
気胸	87, 88
機能性ディスペプシア	
	108, 186
急性胃腸炎	105, 168

急性咳嗽	48
急性肝炎	106
急性下痢	112
急性喉頭蓋炎	18
急性膵炎	106
急性胆嚢炎	95, 98, 106
急性虫垂炎	95, 105
急性腸管虚血	98
胸痛	86
胸膜炎	87
虚血性大腸炎	98
緊張型頭痛	70
くも膜下出血	73
群発頭痛	70, 72
痙攣	35
血管疾患	95
血性下痢	113
下痢	112
検査前確率	2
倦怠感	143
高血圧	180
高血圧緊急症	180
膠原病	17
甲状腺機能低下症	207
高尿酸血症	205
呼吸困難	54
骨粗鬆症	140

さ行

三叉神経痛	70
時間的距離	10

索引　221

脂質異常症	202
市中肺炎	172
失神	35, 81
消化管出血	95
消化管穿孔	95, 96
小脳出血	29
静脈機能不全	63
静脈血栓のリスク因子	63
心筋梗塞	54
心原性失神	36
心疾患	86
人生で最悪の頭痛	74
深部静脈血栓症	63
心不全	54, 56
心房細動	184
じん麻疹	214
髄膜炎	73, 75
睡眠障害	147, 160
頭痛	70
ストレス障害	144
成人慢性咳嗽	170
咳喘息	49
遷延性咳嗽	48
潜在性甲状腺機能低下症	207
前失神を伴う動悸	81
喘息	54, 56, 59, 175
喘鳴	49
瘙痒感	125

た行

第一印象	9
大動脈解離	88
胆石	98
胆石症	197
致死的不整脈	81
中毒性表皮壊死症	125

腸閉塞	95, 97
痛風	133
鉄欠乏性貧血	209
転移性腫瘍	140
電解質異常	107
てんかん発作	35
伝染性単核球症	16, 19
盗汗	43
動悸	81
特異度	2
トリアージ	8

な行

二次性高血圧	180
二次性頭痛	73
二次性便秘	120
脳腫瘍	73, 76
ノモグラム	4
ノロウイルス	168

は行

肺炎	21, 54, 55
肺塞栓	55, 87
長谷川式簡易知能 評価スケール	152
発熱	14
発熱診断のフローチャート	26
反応性関節炎	134
非アルコール性脂肪性 肝疾患 NAFLD	194
非回転性めまい	28
皮疹	125
非心原性失神	38
非特異的腹痛	94
疲労感	143

不安	144	薬疹	125
プール熱	19	尤度比	3
腹痛	93	陽性尤度比	3
副鼻腔気管支症候群	49	陽性予測値	3
腹部大動脈瘤	98	腰痛症	138
腹膜炎	95, 96	溶連菌性扁桃炎	19
浮腫	63	抑うつ	144
不整脈	81		
不眠	144	**ら行**	
不眠症	211	良性発作性頭位性めまい	29
ブリンクマン指数	57	両側浮腫	65
ベイズの定理	4	両腕への放散痛	86
変形性関節症	133	緑内障	73
片頭痛	70		
片側性浮腫	63	**欧文**	
扁桃周囲膿瘍	18	72 時間以内	65
便秘	120	A-DROP	22
便秘症	189	A-DROP システム	172
房室結節リエントリー頻拍		BPPV	29
	82	Brudzinski 徴候	76
膨疹	125	Centor の基準	20
		CKD	217
ま行		COPD	50, 54, 56, 57, 178
マイコプラズマ	15	DIHS	125, 126
慢性咳嗽	48	DVT	63
慢性関節炎	135	GERD	49
慢性下痢	112	HAP	172
慢性呼吸困難	56	HDS-R	152
慢性腎臓病	217	heel tap pain	96
慢性蕁麻疹	125	IBS	113
慢性閉塞性肺疾患	50, 178	Indirect test	97
右下腹部痛	96	Kernig 徴候	76
		Mini-Mental Status Exam	
や行		(MMSE)	152
夜間の呼吸困難	49	NHCAP	172
薬剤過敏性症候群	125	POUND 症状	70

qSOFA	14
SAH	73
Simplified score of Geneva scores	88
SjS	125

Stevens-Johnson 症候群	125
Stridor	56
TEN	125
Vital sign	10
wheeze	56

著 者 紹 介

渡邉 純一（わたなべ じゅんいち）

平成 16 年　防衛医科大学校卒業
陸上自衛隊幹部候補生学校卒業後，防衛医大研修医，部隊勤務，後期研修医，医学研究科，陸上自衛隊第 5 旅団医務官などを経て，現在は埼玉医科大学総合医療センター血液内科勤務
資格：医師，医学博士
内科学会認定内科医，総合内科専門医，血液内科専門医，輸血細胞治療学会認定医，造血細胞移植認定医，JMECC インストラクター，ICLS インストラクター，ICLS ディレクター，Infection Control Doctor

---

内科救急　ただいま診断中！ mini　ⓒ

発　　行	2019 年 5 月 20 日　1 版 1 刷
著　　者	渡邉 純一
発行者	株式会社　中外医学社
	代表取締役　青木 滋
	〒 162-0805　東京都新宿区矢来町 62
	電　　話　　（03）3268-2701（代）
	振替口座　　00190-1-98814 番

印刷・製本/有限会社祐光　　　　　　　〈MM・YK〉
ISBN978-4-498-16606-6　　　　　　　Printed in Japan

JCOPY ＜（社）出版者著作権管理機構 委託出版物＞

本書の無断複製は著作権法上での例外を除き禁じられています．複製される場合は，そのつど事前に，（社）出版者著作権管理機構（電話 03-5244-5088，FAX 03-5244-5089，e-mail: info@jcopy.or.jp）の許諾を得てください．